中国古医籍整理丛书

饲鹤亭集方

清·凌 奂 撰

周 扬 付先军 李学博 崔利锐 校注

中国中医药出版社

·北 京·

图书在版编目（CIP）数据

饲鹤亭集方/（清）凌奂撰；周扬等校注．—北京：中国中医
药出版社，2015.1（2025.1重印）

（中国古医籍整理丛书）

ISBN 978 - 7 - 5132 - 2149 - 8

Ⅰ.①饲… Ⅱ.①凌… ②周… Ⅲ.①方书 - 中国 - 清代
Ⅳ.①R289.349

中国版本图书馆 CIP 数据核字（2014）第 278793 号

中国中医药出版社出版

北京经济技术开发区科创十三街31号院二区8号楼

邮政编码 100176

传真 010 64405721

北京盛通印刷股份有限公司印刷

各地新华书店经销

*

开本 710×1000 1/16 印张 11.75 字数 57 千字

2015 年 1 月第 1 版 2025 年 1 月第 3 次印刷

书 号 ISBN 978 - 7 - 5132 - 2149 - 8

*

定价 36.00 元

网址 www.cptcm.com

国家中医药管理局
中医药古籍保护与利用能力建设项目
组织工作委员会

主 任 委 员 王国强

副 主 任 委 员 王志勇 李大宁

执 行 主 任 委 员 曹洪欣 苏钢强 王国辰 欧阳兵

执行副主任委员 李 昱 武 东 李秀明 张成博

委 员

各省市项目组分管领导和主要专家

（山东省）武继彪 欧阳兵 张成博 贾青顺

（江苏省）吴勉华 周仲瑛 段金廒 胡 烈

（上海市）张怀琼 季 光 严世芸 段逸山

（福建省）阮诗玮 陈立典 李灿东 纪立金

（浙江省）徐伟伟 范永升 柴可群 盛增秀

（陕西省）黄立勋 呼 燕 魏少阳 苏荣彪

（河南省）夏祖昌 刘文第 韩新峰 许敬生

（辽宁省）杨关林 康廷国 石 岩 李德新

（四川省）杨殿兴 梁繁荣 余曙光 张 毅

各项目组负责人

王振国（山东省） 王旭东（江苏省） 张如青（上海市）

李灿东（福建省） 陈勇毅（浙江省） 焦振廉（陕西省）

蔡永敏（河南省） 鞠宝兆（辽宁省） 和中浚（四川省）

项目专家组

顾　问　马继兴　张灿玾　李经纬
组　长　余瀛鳌
成　员　李致忠　钱超尘　段逸山　严世芸　鲁兆麟
　　　　郑金生　林端宜　欧阳兵　高文柱　柳长华
　　　　王振国　王旭东　崔　蒙　严季澜　黄龙祥
　　　　陈勇毅　张志清

项目办公室（组织工作委员会办公室）

主　任　王振国　王思成
副主任　王振宇　刘群峰　陈榕虎　杨振宁　朱毓梅
　　　　刘更生　华中健
成　员　陈丽娜　邱　岳　王　庆　王　鹏　王春燕
　　　　郭瑞华　宋咏梅　周　扬　范　磊　张永泰
　　　　罗海鹰　王　爽　王　捷　贺晓路　熊智波
秘　书　张丰聪

前　言

　　中医药古籍是传承中华优秀文化的重要载体，也是中医学传承数千年的知识宝库，凝聚着中华民族特有的精神价值、思维方法、生命理论和医疗经验，不仅对于传承中医学术具有重要的历史价值，更是现代中医药科技创新和学术进步的源头和根基。保护和利用好中医药古籍，是弘扬中国优秀传统文化、传承中医学术的必由之路，事关中医药事业发展全局。

　　1949 年以来，在政府的大力支持和推动下，开展了系统的中医药古籍整理研究。1958 年，国务院科学规划委员会古籍整理出版规划小组在北京成立，负责指导全国的古籍整理出版工作。1982 年，国务院古籍整理出版规划小组召开全国古籍整理出版规划会议，制定了《古籍整理出版规划（1982—1990）》，卫生部先后下达了两批 200 余种中医古籍整理任务，掀起了中医古籍整理研究的新高潮，对中医文化与学术的弘扬、传承和发展，发挥了极其重要的作用，产生了不可估量的深远影响。

　　2007 年《国务院办公厅关于进一步加强古籍保护工作的意见》明确提出进一步加强古籍整理、出版和研究利用，以及

"保护为主、抢救第一、合理利用、加强管理"的方针。2009年《国务院关于扶持和促进中医药事业发展的若干意见》指出，要"开展中医药古籍普查登记，建立综合信息数据库和珍贵古籍名录，加强整理、出版、研究和利用"。《中医药创新发展规划纲要（2006—2020)》强调继承与创新并重，推动中医药传承与创新发展。

2003～2010年，国家财政多次立项支持中国中医科学院开展针对性中医药古籍抢救保护工作，在中国中医科学院图书馆设立全国唯一的行业古籍保护中心，影印抢救濒危珍本、孤本中医古籍1640余种；整理发布《中国中医古籍总目》；遴选351种孤本收入《中医古籍孤本大全》影印出版；开展了海外中医古籍目录调研和孤本回归工作，收集了11个国家和2个地区137个图书馆的240余种书目，基本摸清流失海外的中医古籍现状，确定国内失传的中医药古籍共有220种，复制出版海外所藏中医药古籍133种。2010年，国家财政部、国家中医药管理局设立"中医药古籍保护与利用能力建设项目"，资助整理400余种中医药古籍，并着眼于加强中医药古籍保护和研究机构建设，培养中医古籍整理研究的后备人才，全面提高中医药古籍保护与利用能力。

在此，国家中医药管理局成立了中医药古籍保护和利用专家组和项目办公室，专家组负责项目指导、咨询、质量把关，项目办公室负责实施过程的统筹协调。专家组成员对古籍整理研究具有丰富的经验，有的专家从事古籍整理研究长达70余年，深知中医药古籍整理研究的重要性、艰巨性与复杂性，履行职责认真务实。专家组从书目确定、版本选择、点校、注释等各方面，为项目实施提供了强有力的专业指导。老一辈专家的学术水平和智慧，是项目成功的重要保证。项目承担单位山东中医药大学、南京中医药大学、上海中医药大学、福建中医药大学、浙江省中医药研究院、陕西省中医药研究院、河南省中医药研究院、辽宁中医药大学、成都中医药大学及所在省市中医药管理部门精心组织，充分发挥区域间互补协作的优势，并得到承担项目出版工作的中国中医药出版社大力配合，全面推进中医药古籍保护与利用网络体系的构建和人才队伍建设，使一批有志于中医学术传承与古籍整理工作的人才凝聚在一起，研究队伍日益壮大，研究水平不断提高。

本着"抢救、保护、发掘、利用"的理念，该项目重点选择近60年未曾出版的重要古医籍，综合考虑所选古籍的保护价值、学术价值和实用价值。400余种中医药古籍涵盖了医经、基础理论、诊法、伤寒金匮、温病、本草、方书、内科、外科、女科、儿科、伤科、眼科、咽喉口齿、针灸推拿、养生、医案医话医论、医史、临证综合等门类，跨越唐、宋、金元、明以迄清末。全部古籍均按照项目办公室组织完成的行业标准《中医古籍整理规范》及《中医药古籍整理细则》进行整理校注，绝大多数中医药古籍是第一次校注出版，一批孤本、稿本、抄本更是首次整理面世。对一些重要学术问题的研究成果，则集中收录于各书的"校注说明"或"校注后记"中。

"既出书又出人"是本项目追求的目标。近年来，中医药古籍整理工作形势严峻，老一辈逐渐退出，新一代普遍存在整理研究古籍的经验不足、专业思想不坚定等问题，使中医古籍整理面临人才流失严重、青黄不接的局面。通过本项目实施，搭建平台，完善机制，培养队伍，提升能力，经过近5年的建设，锻炼了一批优秀人才，老中青三代齐聚一堂，有效地稳定了研究队伍，为中医药古籍整理工作的开展和中医文化与学术的传承提供必备的知识和人才储备。

本项目的实施与《中国古医籍整理丛书》的出版，对于加强中医药古籍文献研究队伍建设、建立古籍研究平台，提高古籍整理水平均具有积极的推动作用，对弘扬我国优秀传统文化，推进中医药继承创新，进一步发挥中医药服务民众的养生保健与防病治病作用将产生深远影响。

第九届、第十届全国人大常委会副委员长许嘉璐先生，国家卫生计生委副主任、国家中医药管理局局长、中华中医药学会会长王国强先生，我国著名医史文献专家、中国中医科学院马继兴先生在百忙之中为丛书作序，我们深表敬意和感谢。

由于参与校注整理工作的人员较多，水平不一，诸多方面尚未臻完善，希望专家、读者不吝赐教。

国家中医药管理局中医药古籍保护与利用能力建设项目办公室

二〇一四年十二月

许 序

"中医"之名立，迄今不逾百年，所以冠以"中"字者，以别于"洋"与"西"也。慎思之，明辨之，斯名之出，无奈耳，或亦时人不甘泯没而特标其犹在之举也。

前此，祖传医术（今世方称为"学"）绵延数千载，救民无数；华夏屡遭时疫，皆仰之以度困厄。中华民族之未如印第安遭染殖民者所携疾病而族灭者，中医之功也。

医兴则国兴，国强则医强。百年运衰，岂但国土肢解，五千年文明亦不得全，非遭泯灭，即蒙冤扭曲。西方医学以其捷便速效，始则为传教之利器，继则以"科学"之冕畅行于中华。中医虽为内外所夹击，斥之为蒙昧，为伪医，然四亿同胞衣食不保，得获西医之益者甚寡，中医犹为人民之所赖。虽然，中国医学日益陵替，乃不可免，势使之然也。呜呼！覆巢之下安有完卵？

嗣后，国家新生，中医旋即得以重振，与西医并举，探寻结合之路。今也，中华诸多文化，自民俗、礼仪、工艺、戏曲、历史、文学，以至伦理、信仰，皆渐复起，中国医学之兴乃属必然。

迄今中医犹为国家医疗系统之辅，城市尤甚。何哉？盖一则西医赖声、光、电技术而于 20 世纪发展极速，中医则难见其进。二则国人惊羡西医之"立竿见影"，遂以为其事事胜于中医。然西医已自觉将入绝境：其若干医法正负效应相若，甚或负远逾于正；研究医理者，渐知人乃一整体，心、身非如中世纪所认定为二对立物，且人体亦非宇宙之中心，仅为其一小单位，与宇宙万象万物息息相关。认识至此，其已向中国医学之理念"靠拢"矣，虽彼未必知中国医学何如也。唯其不知中国医理何如，纯由其实践而有所悟，益以证中国之认识人体不为伪，亦不为玄虚。然国人知此趋向者，几人？

国医欲再现宋明清高峰，成国中主流医学，则一须继承，一须创新。继承则必深研原典，激清汰浊，复吸纳西医及我藏、蒙、维、回、苗、彝诸民族医术之精华；创新之道，在于今之科技，既用其器，亦参照其道，反思己之医理，审问之，笃行之，深化之，普及之，于普及中认知人体及环境古今之异，以建成当代国医理论。欲达于斯境，或需百年欤？予恐西医既已醒悟，若加力吸收中医精粹，促中医西医深度结合，形成 21 世纪之新医学，届时"制高点"将在何方？国人于此转折之机，能不忧虑而奋力乎？

予所谓深研之原典，非指一二习见之书、千古权威之作；就医界整体言之，所传所承自应为医籍之全部。盖后世名医所著，乃其秉诸前人所述，总结终生行医用药经验所得，自当已成今世、后世之要籍。

盛世修典，信然。盖典籍得修，方可言传言承。虽前此 50 余载已启医籍整理、出版之役，惜旋即中辍。阅 20 载再兴整理、出版之潮，世所罕见之要籍千余部陆续问世，洋洋大观。

今复有"中医药古籍保护与利用能力建设"之工程，集九省市专家，历经五载，董理出版自唐迄清医籍，都400余种，凡中医之基础医理、伤寒、温病及各科诊治、医案医话、推拿本草，俱涵盖之。

噫！璐既知此，能不胜其悦乎？汇集刻印医籍，自古有之，然孰与今世之盛且精也！自今而后，中国医家及患者，得览斯典，当于前人益敬而畏之矣。中华民族之屡经灾难而益蕃，乃至未来之永续，端赖之也，自今以往岂可不后出转精乎？典籍既蜂出矣，余则有望于来者。

谨序。

第九届、十届全国人大常委会副委员长

许嘉璐

二○一四年冬

王 序

　　中医学是中华民族在长期生产生活实践中，在与疾病作斗争中逐步形成并不断丰富发展的医学科学，是中国古代科学的瑰宝，为中华民族的繁衍昌盛作出了巨大贡献，对世界文明进步产生了积极影响。时至今日，中医学作为我国医学的特色和重要医药卫生资源，与西医学相互补充、相互促进、协调发展，共同担负着维护和促进人民健康的任务，已成为我国医药卫生事业的重要特征和显著优势。

　　中医药古籍在存世的中华古籍中占有相当重要的比重，不仅是中医学术传承数千年最为重要的知识载体，也是中医为中华民族繁衍昌盛发挥重要作用的历史见证。中医药典籍不仅承载着中医的学术经验，而且蕴含着中华民族优秀的思想文化，凝聚着中华民族的聪明智慧，是祖先留给我们的宝贵物质财富和精神财富。加强对中医药古籍的保护与利用，既是中医学发展的需要，也是传承中华文化的迫切要求，更是历史赋予我们的责任。

　　2010 年，国家中医药管理局启动了中医药古籍保护与利用能力建设项目。这既是传承中医药的重要工程，也是弘扬优秀民族文化的重要举措，不仅能够全面推进中医药的有效继承和创新发展，为维护人民健康做出贡献，也能够彰显中华民族的璀璨文化，为实现中华民族伟大复兴的中国梦作出贡献。

相信这项工作一定能造福当今，嘉惠后世，福泽绵长。

国家卫生与计划生育委员会副主任

国家中医药管理局局长

中华中医药学会会长

王国强

二〇一四年十二月

马 序

新中国成立以来，党和国家高度重视中医药事业发展，重视古籍的保护、整理和研究工作。自 1958 年始，国务院先后成立了三届古籍整理出版规划小组，分别由齐燕铭、李一氓、匡亚明担任组长，主持制订了《整理和出版古籍十年规划（1962—1972）》《古籍整理出版规划（1982—1990）》《中国古籍整理出版十年规划和"八五"计划（1991—2000）》等，而第三次规划中医药古籍整理即纳入其中。1982 年 9 月，卫生部下发《1982—1990 年中医古籍整理出版规划》，1983 年 1 月，保证了中医古籍整理出版办公室正式成立，中医古籍整理出版规划的实施。2002 年 2 月，《国家古籍整理出版"十五"（2001—2005）重点规划》经新闻出版署和全国古籍整理出版规划领导小组批准，颁布实施。其后，又陆续制定了国家古籍整理出版"十一五"和"十二五"重点规划。国家财政多次立项支持中国中医科学院开展针对性中医药古籍抢救保护工作，文化部在中国中医科学院图书馆专门设立全国唯一的行业古籍保护中心，国家先后投入中医药古籍保护专项经费超过 3000 万元，影印抢救濒危珍、善、孤本中医古籍 1640 余种，开展了海外中医古籍目录调研和孤本回归工作。2010 年，国家财政部、国家中医药管理局安排国家公共卫生专项资金，设立了"中医药古籍保护与利用能力建设项目"，这是继 1982～1986 年第一批、第二批重要中医药古籍整理之后的又一次大规模古籍整理工程，重点整理新中国成立后未曾出版的重要古籍，目标是形成并普及规范的通行本、传世本。

为保证项目的顺利实施，项目组特别成立了专家组，承担咨询和技术指导，以及古籍出版之前的审定工作。专家组中的许多成员虽逾古稀之年，但老骥伏枥，孜孜不倦，不仅对项目进行宏观指导和质量把关，更重要的是通过古籍整理，以老带新，言传身教，培养一批中医药古籍整理研究的后备人才，促进了中医药古籍保护和研究机构建设，全面提升了我国中医药古籍保护与利用能力。

作为项目组顾问之一，我深感中医药古籍保护、抢救与整理工作的重要性和紧迫性，也深知传承中医药古籍整理经验任重而道远。令人欣慰的是，在项目实施过程中，我看到了老中青三代的紧密衔接，看到了大家的坚持和努力，看到了年轻一代的成长。相信中医药古籍整理工作的将来会越来越好，中医药学的发展会越来越好。

欣喜之余，以是为序。

中国中医科学院研究员

马继兴

二〇一四年十二月

校注说明

《饲鹤亭集方》，系晚清医家凌奂责令其子凌绶曾编校而成，成书于1892年。

1. 凌奂生平

凌奂（1822—1893），原名维正，字晓五，一字晓邬，道号壶隐，晚号折肱老人。浙江归安（属今湖洲）人，原籍安吉，自曾祖父后始迁居湖州。凌奂出生于医学世家，是明代针灸家凌云（字汉章）的第十一世孙。

凌氏家族代传针灸之学，至凌奂时，正值清廷太医院废针灸一科，故改从其舅父吴芹（字古年）习内科，兼通男妇长幼方脉，长于疮疡损伤诸科，二十余岁便有显名，江浙弟子慕名前来求学者数十人，其弟子中著名者有金兰陔、朱皆春、王香岩、俞劲叔、蒋古泉、李季青、沈嘉生，以及其侄凌詠等。其弟凌德，字嘉六，号蛰庵，亦承家学，颇具医名，著有《咳论经旨》《女科折衷纂要》《温热类编》《医经文句》等；其长子凌绂曾，字初平，精于医，尤擅治时疫，光绪间，初平两膺特召，为醇亲王治病，辑有《白喉丹痧纂要》；其四子凌绶曾，字爽泉，亦传其业，随诊时辑成《临证医案》。

道光二十九年（1849），湖州洪灾，霍乱流行，凌奂以针刺、艾灸之法救活百余人。太平天国军进驻湖州期间，他被授为天医医院仙官，李秀成等闻名求治。太平天国战败后，湖州一带瘟疫流行，凌奂发起创设"仁济善堂"，医药间施，拯荒救生。他既承家学，又得名师相授，且耐劳施药，故无论时病、杂病，均治有奇效，有"凌仙人"之称。

凌奂在行医与教学之余，编著有《医学薪传》1卷、《本草害利》8卷、《外科方外奇方》4卷、《凌临灵方》1卷，并校补钱塘周鹤群《六科良方集要》。

凌奂藏书宏富，是一位具有专科特色的藏书家，其藏书处称为"饲鹤亭"，编有《饲鹤亭藏书志》3卷，所藏图书自《素问》《灵枢》至欧罗巴之《行军伤科》译本，聚书达万余卷，多为海内珍本。

2. 凌绂曾与《饲鹤亭集方》

据《饲鹤亭集方》叙、跋记载，凌奂生前曾为《眉寿堂丸散膏丹集》作序，因见其只载方名、列治法而未详药物，乃引为憾事，遂令其四子凌绂曾按照原有的分类，多方搜集方药，重编而成。《饲鹤亭集方·叙》曰："爽泉四弟随先伯父侍诊有年，因见吾乡《眉寿堂丸散膏丹》一集仅载治法，未列方药，引为憾事。趋庭之暇，按方编注无遗，并与先世饲鹤亭《医学薪传》正宗书目汇为一册。"其跋曰："绂时随诊饲鹤亭中，侍笔多暇，因遂命以抄葺之役，于是探奇录秘，不惮其烦，别类分门，仍依其旧。"且"诸方采自市肆"。本书编就之后，由凌奂长子凌绂曾校注，凌奂侄凌詠为叙，于光绪癸巳年（1893）与凌奂所著《医学薪传》合订为一册出版，故作者署为凌奂，但本书的实际编著者应为凌绂曾。

本书问世之后，未见广泛流传，但民国十年（1921）九月，由上海中华新教育社编著、陆士谔审订并出版的《丸散膏丹自制法》一书销售颇广，至1925年已再版三次，此书实为凌奂所著《饲鹤亭集方》略加剔改而成。1928年秋，上海中西医药书局重刊发行本书时，封面即为《原本丸散膏丹配制法》，内封方为《重刊饲鹤亭集方》（何索行署）。

3. 版本情况

《饲鹤亭集方》成书于1892年，现存两种版本：最早版本为《吴兴凌氏二种》(《医学薪传》与《饲鹤亭集方》，简称合刊本)，于清光绪十九年（1893）出版；另有上海中西医药书局《重刊饲鹤亭集方》(简称单行本)，于民国十七年（1928）出版。

以上两种版本均为铅印本。其不同之处：单行本缺叙、跋，合刊本脱原文第69、70两页。相同之处：同为大字每页12行，每行29字，夹注双行小字，每行约29字；同为四边双栏，书口为小黑口、单鱼尾，有目录、页码，字体与内容体例亦相同。

本次整理以合刊本为底本，以单行本为主校本。以《古今医统大全》《良方集腋》《摄生众妙方》《绛雪园古方选注》《种福堂公选良方》《是斋百一选方》《阎氏小儿方论》《普济方》《鸡峰普济方》《外科大成》《续名医类案》等为旁校本。

4. 校勘原则

本书采用的校勘方法以对校、本校、他校为主。

（1）对校法：合刊本与单行本相互对照进行校勘。

（2）本校法：对目录和正文标题、部分正文前后文句进行相互对照。

（3）他校法：引用他书的内容，选择他书的通行本作为旁校本，对不同之处出校记。

此外，对原文脱漏处，以理校法加以补正。

5. 原文处理方法

（1）对原文目录误、脱、衍、倒之处，据正文改正，并出校语说明。

（2）同药异名者，由于本书是对临证处方的实际记录，故本次整理均保持原貌，不作统一处理，如毛菇、山茨菇、毛慈菇等。

（3）不常见的药名，如当门子、方八、西丁、昌夫、黄占等，出校说明。

（4）不规范的病名与药名，以现行的规范名律齐（后字为正字），如鼓痕－鼓胀、硃砂－朱砂、银硃－银朱、水硍－水银、硍硝－银硝、山查－山楂、茄皮－加皮、射香－麝香、胡卢巴－胡芦巴、霍香－藿香、籐黄－藤黄等。

（5）有文献出处的方子，凡与原方组成或用量有异者，出校说明。如丁香半夏丸出自《古今医统大全》卷二十四。方中红豆蔻，《古今医统大全》作“红豆”。

（6）原目录、正文中的小字，以及方中药物的剂量与用法，今均作另体小字。

（8）本书原为繁体竖排，现改为简体横排，故原文表示文字方位的“右”“左”一律改为“上”“下”。如“右药”改为“上药”，“左药”改为“下药”。

6. 文字处理

（1）按照国家规定的简化汉字，将原繁体字改作简化字。明显的误字、倒字、俗字径改为规范字。为了训诂的需要，保留个别古今字，如方名中的“炁”字。通假字于首见处出注说明。

例如（后字为正字）：

径改字：圆－丸、痠－酸、煠－炸、悦－恍、镦－鏊、觔－斤、麪－面等。

通假字：利－痢、瞖－翳等。

古今字：骽－腿、炁－气等。

（2）该书讳“玄”作“元”，保留原貌，不作改动。如元参、元胡。原文“玄”字缺笔，今补齐。

叙

吾家自安吉散居吴兴之苕濠①，上溯唐、宋、元、明，以迄有清，子孙世习医学，代有传人。先伯父晓五公复从下昂名医吴古年②先生游，先府君嘉六公又拜周抑凡③先生习兰台轨范之学。师传祖业，相得益彰。初平先兄渊源家学，由医两膺特召，历宰粤、鲁，所至有声，盖至是而医名大显。爽泉四弟随先伯父侍诊有年，因见吾乡《眉寿堂丸散膏丹》一集仅载治法，未列方药，引为憾事。趋庭④之暇，按方编注无遗，并与先世饲鹤亭《医学薪传》正宗书目汇为一册，有志刊行，未果。今幸得同志诸君子醵资⑤为助，促付排印，以公同好。虽非著述，亦足传世。苟家置一编，实足为善事亲者与善养生者便于检阅，抑亦保存国粹之一端也。故乐为之叙。

　　　　　岁在强圉大荒落⑥霜始降安吉凌詠书于海上尚素轩寓庐

---

　①　苕濠：地名，今湖洲苕濠里。

　②　吴古年：名芹，字瘦生，号古年，浙江归安（属今湖州）人。清道光、咸丰间名医，与张千里、僧医逸舲（后世尊称越林上人）并列为"西吴三杰""浙西三大家"。据载，著有《相鹤堂医案》《本草分队发明》，未见刊行。

　③　周抑凡：名来学，讳思诚，号一庵，又号抑凡子，浙江乌程（属今湖州）人。清代全真龙门嗣派道士。

　④　趋庭：代称承受父亲的教诲。典出《论语·季氏》。

　⑤　醵（jù 聚）资：筹集资金。

　⑥　强圉（yǔ 宇）大荒落：即丁巳年。强圉，天干第四位丁的别称；大荒落，地支第六位巳的别称。

目 录

---

① 七宝美髯丹：原在"八仙长寿丸"之前，据正文乙正。
② 磁：原作"慈"，据正文改。
③ 参桂百补丸：原在"茸桂百补丸"之后，据正文乙正。
④ 茸桂百补丸：原无，据正文补。

① 养荣丸：原作“养营丸”，据正文改。

② 刘松石：原无，据正文补。

脾胃泄泻

① 十八味：原无，据正文补。

痰饮咳嗽

① 薛氏：原无，据正文补。

② 王氏：原无，据正文补。

诸火暑湿

① 武侯：原无，据正文补。

② 山漆：原作"三七"，据正文改。

① 丸：原作"丹"，据正文改。

② 六神丸：原无，据正文补。

③ 万应锭：原无，据正文补。

幼科

---

① 宁坤丸：原前有"参茸"二字，据正文删。

① 万病回春丹：原前有"秘授儿科"，据正文删。

胶酒

① 大士：原作"观音救苦"，据正文改。

② 蛇伤狗咬点眼药：原作"追毒丹"，据正文改。

补益虚损

十全大补丸

治男妇一切气血两亏，脾胃损伤，精神疲弱，真阴内竭，虚阳外鼓等症。

人参二两　白术二两　茯苓二两　甘草炙，一两　熟地三两　黄芪炙，二两　肉桂一两　川芎一两　当归三两　白芍二两

蜜丸。

八仙长寿丸

治真阴大亏，金水枯涸，五心烦热，痰中见红，筋脉酸楚，羸弱消瘦，咳嗽咯血等症。久服生精益血，形神壮旺，却病延年。

熟地八两　山药四两　萸肉四两　丹皮三两　茯苓三两　泽泻三两　麦冬三两　五味子一两

蜜丸，每服四钱，空心淡盐汤送下。

七宝美髯丹

治气血不足，肝肾两虚，周痹麻木，遗精崩带等症。久服乌鬓黑发，却病延年。

何首乌三十二两　黑脂麻二两　茯苓八两　当归八两　菟丝子八两　枸杞子八两　补骨脂四两　牛膝八两

蜜丸。

河车大造丸

治男妇虚损劳伤，形体羸乏。擅壮水养阴之妙，有夺天造化之功。

河车一具　党参一两　杜仲一两一钱　麦冬一两　天冬一两
川柏一两一钱　生地一两　山药一两　龟板二两

糊丸。妇人服，去龟板，加当归二两。

六味地黄丸

治肝肾不足，阴虚内热，自汗盗汗，精血亏耗，形体憔悴，腰足酸软，喘促咳嗽等症。

熟地八两　萸肉　山药各四两　茯苓　丹皮　泽泻各三两

蜜丸、水法皆可，每四五钱，淡盐汤送下。

绂按：薛氏方改"萸肉"为"白芍"，粤东广芝馆六味地黄丸以此驰名海内也。

河车六味丸

治先天不足，精血虚损，劳伤咳嗽，形体羸弱等症。

熟地八两　萸肉　山药各四两　茯苓　丹皮　泽泻各三两　河车一具

共为末，蜜丸。

金匮肾气丸

治虚羸少气，命门火衰，喜暖畏寒，腰肾酸痛，腿足无力，咳嗽痰喘，阳虚水冷，四肢肿胀等症。

熟地八两　萸肉　山药各四两　茯苓　丹皮　泽泻　牛膝

车前各三两　附子　肉桂各一两

　　蜜丸、水法均可。

济生肾气丸

　　治脾肾阳虚，不能行水，小便不利，腰重脚肿，肚腹膨胀，四肢浮肿，喘急痰盛，鼓症将成，服之其效如神。

　　熟地四两　茯苓三两　萸肉　山药　丹皮　泽泻　附子　肉桂　牛膝各一两　车前二两

　　蜜丸，每服三钱，开水送下。

　　一方：附子五钱，车前一两。

归芍六君丸

　　能补气血，治脾胃虚弱，饮食不思，膨胀腹痛，呕吐痰水，气郁困倦。

　　人参　白术　茯苓各三两　甘草一两　陈皮　半夏各一两五钱　当归　白芍各二两

　　法丸①，每服三钱，开水送下。

归芍六味丸

　　治真阴不足，血少气多，阳盛阴亏，头眩耳鸣，午后潮热，肝血不足，两胁攻痛等症。

　　六味加当归、白芍各二两。

　　蜜丸。

---

　　①　法丸：按法制丸。

附桂八味丸

治命门火衰不能生土，以致脾胃虚寒，饮食少思，大便不实，下元衰惫，脐腹疼痛，喘急腹胀等症。

六味加附子、肉桂各一两。

蜜丸。

知柏八味丸

治阴虚内热，相火炽盛，骨痿髓枯，手足发热，虚烦盗汗，腰痛耳鸣。能补天一所生之水。

六味加知母、川柏各二两。

蜜丸，每服三四钱，淡盐汤送下。

附子七味丸

治阳亏畏冷，自汗便溏，虚火上炎，形体瘦弱等症。

六味加附子一两。

丸，每服三钱。

肉桂七味丸

治肾水亏损不能制火，能引无根之火降而归元。

六味加肉桂一两。

丸，每服三钱。

都 气 丸

主治元阴亏损，浮火乘金，咳嗽失音，浮肿喘促，一切气不归纳之病。

六味加五味子三两。

蜜丸，每服三钱，淡盐汤送。

附子都气丸

治阳虚恶寒，小便频数，下焦不约，咳喘痰多等症。

六味加附子二两、五味子三两。

蜜丸。

柴芍地黄丸

滋肾平肝，益阴养血，治血虚肝燥，骨蒸内热等症。

六味加柴胡、白芍各三两。

蜜丸，每服三钱，开水送下。

磁石地黄丸

治阴虚火炎，耳聋耳鸣，腰酸腿软，瘛疭不宁，遗溺不禁等症。

六味加磁石三两。

蜜丸。

参麦六味丸

主治真阴不足，金水并亏，肺损咳嗽，口渴舌燥，咽喉作痛，骨蒸盗汗及遗精、淋浊等症。

六味加党参四两，麦冬三两。

蜜丸。

滋阴八味丸

治阴虚不足及小儿骨蒸，五心烦热等症。

麦冬　山药　首乌　青皮　熟地　桑叶　知母　丹皮各四两
熟蜜十二两

为丸，每服三四钱，开水送下。

滋补大力丸

治五脏虚衰，劳伤诸损。久服健脾开胃，强筋壮骨，填精髓，进饮食，肌肉充长，膂力①过人。

熟地四两　山药　茯苓　杞子　枣仁　萸肉　当归　冬术
杜仲　菟丝子　龟板　虎骨各二两　白芍　苁蓉　补骨脂　覆盆
子　自然铜醋煅，各一两　青盐　乳香　没药各三钱　地龙五钱
地鳖虫二十个

用大黄鳝一条，煮熟去骨，同熟地打烂，约加蜜十两为丸。

滋阴百补丸

治男妇阴亏热炽，咳嗽眩晕，养心神，清诸热，调和血气，疏肝明目。

潼蒺藜　线鱼鳔胶　苁蓉　锁阳　怀牛膝　菟丝子　女贞
子　萸肉　覆盆子　枸杞子　茯苓　麦冬　枣仁　当归　远志
肉　柏子仁　知母　丹皮　莲须　芡实　巴戟天各四两

熟蜜六十两为丸。

陈氏八味丸

治肾水不足，虚火上炎，面赤足冷，咳嗽痰多等症。
六味加肉桂、五味子各一两。

---

① 膂（lǚ 旅）力：体力，力气。

蜜丸，每服三钱，盐汤送下。

男科八珍丸

治气血两亏，腰腿酸软，脾胃损伤，精神疲弱，阴虚内热等症。

人参　白术　茯苓　当归各三两　白芍二两　川芎一两五钱
熟地　炙甘草各一两

蜜丸。

黑地黄丸

治脾肾虚损，房室劳伤，形瘦无力，湿火下注，肠红①久痔等症。

干姜春冬五钱，秋夏减半　茅术八两　熟地八两　五味子四两
大枣为丸。

大补阴丸

此丸能壮水之主以制阳亢，治阴虚火炎，肺痿劳热，骨蒸盗汗，咳血耳聋等症。

龟板　熟地各六两　知母　川柏各四两
用猪脊筋四十条，捣糊为丸，每服三钱。

人参固本丸

治肺劳虚热，真阴亏损，咳嗽失血，自汗盗汗，水泛为痰。久服能滋阴养血，清金降火，补精益肾。

---

① 肠红：病症名，以大便下血为主要症状。

人参二两　天冬　麦冬　生地　熟地各四两

蜜丸。

参茸固本丸

治诸虚百损，壮筋健骨，腰膝酸软，步履乏力。生精添髓，大补气血，固本培元。久服延年，功难尽述。

人参二两　鹿茸五钱　天冬　麦冬　生地　熟地各四两

为末，蜜丸，每服三钱，开水送下。

参桂百补丸

此丸大补气血，诸虚百损，五劳七伤，脾胃虚弱，神困体倦，腰膝酸软，筋骨不舒，一切元阳衰惫之症。

党参　黄芪　菟丝子　川断　杜仲各四两　生地　熟地各六两　枸杞子　双仁五味子　茯苓　怀膝　山药　金毛狗脊　楮实　当归各三两　白芍　冬术　木瓜各二两　桂圆肉八两

为末，蜜丸。

茸桂百补丸

治元阳不振，督肾虚损，脾胃衰弱，阳痿精冷，筋骨酸软，血脉不充。久服添精补髓，悦颜多嗣，功难悉述。

鹿茸　肉桂各三两　党参　首乌　丝子①　杜仲各四两　熟地八两　川断　於术　茯苓　黄肉　泽泻　牛膝　归身　白芍　楮实子　戟肉　苁蓉各三两　杞子　淡附子各二两　甘草一两五钱

蜜丸。

---

①　丝子：菟丝子的省称。下同。

还 少 丹

治脾肾虚寒，气血衰乏，不嗜饮食，发热盗汗，遗精久浊，肌体瘦弱，牙齿浮痛等症。

熟地二两　戟肉　黄肉　五味子　远志　楮实　茯神　杜仲各一两　杞子　苁蓉　怀膝　山药　小茴各一两五钱　昌夫①五钱大枣二十枚

为末，糊丸，每服四钱，盐汤送下。

打老儿丸

能养五脏，补诸虚，益气补血，壮阳培元，乌须黑发，固齿延年。

熟地　远志各二两　戟肉　黄肉　五味子　楮实　茯苓　川断　杜仲　苁蓉　小茴各一两　杞子　怀膝　山药各一两五钱　菖蒲一钱　大枣二十枚

蜜丸。

天王补心丹

治思虑过度，心血虚耗，善惊少寐，怔忡健忘，五心烦热，口舌生疮，津液枯竭，阴亏多汗。

人参　丹参各五钱　元参　天冬　麦冬　柏子仁　当归各一两　生地四两　枣仁二两　远志　茯神　桔梗各五钱

蜜丸，辰砂为衣，每服四钱，临卧桂圆汤下。

---

① 昌夫：菖蒲的别名。

平补镇心丹

治心血不足，时或怔忡寤寐，夜多异梦，痴妄惊悸。久服能安心肾，益荣卫，宁神定志，养气补血，和肝清热，安魂定魄。

人参　山药　熟地　五味子　麦冬　枣仁　龙齿　茯神茯苓　天冬　车前子各一两五钱　远志一两二钱五分

蜜丸，辰砂为衣。

补中益气丸

治阴虚内热，头痛口渴，清阳不升，心烦不安，四肢困倦，动则气喘，便溏腹膨，久疟久痢等症。

人参一两　黄芪一两一钱　冬术一钱　当归五钱　升麻三钱柴胡三钱　陈皮一钱　炙甘草一两　生姜二十片　大枣三十枚

姜枣捣糊丸。

孔圣枕中丹

龟属阴而灵，龙属阳而灵，藉二物之灵气，佐以芳香，善能利窍，故治读书健忘。久服令人益智聪明。

龟板　龙骨　远志　石菖蒲各四两

法丸。

人参养营丸

主治脾肺俱虚，恶寒作热，肢体困倦，食少便溏，口干心悸，自汗盗汗，气血不足，形容羸瘦，精神短少等症。不论男妇小儿百病，均可服之。

人参　黄芪　冬术各三两　熟地四两　当归二两　白芍一两一钱　肉桂　五味子　陈皮　远志　甘草各一两　生姜二两　黑枣五十枚

为丸，每服三钱，开水下。

养荣丸

治脾肺气虚，荣血不足，惊悸健忘，寝汗发热，食少无味，身体疲瘦，色枯气短，毛发脱落，小便赤涩，亦治发汗过多，身振脉摇①，筋惕肉瞤等症。

人参　黄芪炙　冬术　生地　熟地　当归　白芍　山药各十两　陈皮八两　茯苓　黄肉　远志各五两

为末，蜜丸。

萃仙丸

治肾水亏损，元气不足，精液耗损，神思恍惚，夜多异梦，腰腿酸软，精泄不收，水火不济等症。

潼蒺藜　山茱萸　芡实　莲须　枸杞子各四两　菟丝子　川断　覆盆子　金樱子各二两

共末，以潼蒺藜粉同金樱膏，加蜜为丸，如梧子大，每服四钱，淡盐汤送下。

金刚丸

治肾衰精虚，风湿痿躄，腰膝滞重，足不任地，阳明脉虚，筋骨弛软等症。

---

① 摇：疾速。

淡苁蓉　川萆薢　菟丝子　绵杜仲各一两

猪腰子两对，煮烂，捣糊为丸。

耳聋左慈丸

治肾水不足，虚火上升，头眩目晕，耳聋耳鸣等症。

六味加磁石三两，柴胡一两一钱。

蜜丸，每服三钱，淡盐汤送。

团　参　丸

治肺虚咳嗽，吐血不止，阴虚内热等症。

人参　黄芪　麦冬各二两

蜜丸，每服四钱，开水送下。

绂按：此方当用紫团参。

滋　肾　丸

主治肾虚蒸热，脚膝无力，阴痿阴汗，冲脉上冲而喘，下焦邪热，口不渴而小便闭者。

知母一两　黄柏一两　肉桂一钱

蜜丸，每服三钱，盐汤下。

归　肾　丸

治肾水不足，精衰血少，腰酸腿软，形容憔悴，遗泄阳痿等症。

熟地　山药　萸肉　茯苓　杜仲　丝子　杞子各四两　当归三两

蜜丸，每服三钱，开水下。

坎离既济丸

专治男妇五劳七伤，心肾不交缓按：坎，肾水也；离，心火也，虚火上炎，口燥舌干，骨蒸发热，五心烦躁，虚痰咳嗽，自汗盗汗，夜梦遗精，五淋白浊。常服养精神，和血脉，宁神益肾，功非浅鲜。

人参　生地　熟地　天冬　麦冬　黄肉　白芍各四两　知母　川柏　肉桂　苁蓉　枸杞子　五味子　山药　茯苓　茯神　丹皮　泽泻　枣仁　远志各三两

蜜为丸，每服三钱，空心淡盐汤送下。

夺天造化丸

专治五劳七伤，九种心病，诸般饱胀，胸膈肚痛，虚浮肿胀，内伤脱力，跌打损伤，行走气喘，遍身疼痛，精滑阳痿，肠红痞塞，面黄腰痛，妇女沙淋，白浊淫带，经水不调，产后恶露不尽，小儿疳膨食积。

针砂煅　大麦粉各三两　红花　木香　泽泻　当归　赤芍　生地　牛膝　苏子　麦冬　川贝　陈皮　枳壳　香附　山楂　神曲　青皮　丹皮　地骨皮　五加皮　秦艽　川芎　乌药　元胡　木通各一两

为末，法丸，每服三钱，开水送下。

三才封髓丹①

能降心火，益肾水，脾肺兼补，滋阴养血，润而不燥，方

---

① 三才封髓丹：本方出自《医学发明》。

出《拔萃》①，真神品也。

人参一两　天冬二两　熟地二两　川柏三钱　甘草炙，五七钱五
分　砂仁一钱

糯米糊为丸，每服三钱，空心开水送下。

三 才 丸

治五脏阴虚，生津润燥，肺肾虚劳，不咳不嗽之症。

人参一两　天冬二两　熟地二两

三味打为丸，每服三钱，淡盐汤下。

八物定志丸

治心神不安，惊悸恐怖，热疾郁结，或语鬼神，独言喜笑，
及两目不能近视、反能远视，阳气不足等症。

人参一两五钱　麦冬　白术　茯神　远志　菖蒲各一两　犀
黄②三分　辰砂一钱，为衣

蜜丸，每服三钱，米饮送下。

琥珀寿星丸

心胆被惊，神不守舍，痰迷心窍，恍惚健忘，妄言妄见。

琥珀四两　川南星一两　猪心二具　辰砂一两，留半为衣

将南星漂去沫晒干，掘地坑深二尺，用炭火烧红，取出炭
火扫净，用好酒一斤浇入坑内，即入南星于内，用盆速盖泥封
一宿，取出，烘干为末，姜汁糊为丸，每服三钱，灯芯汤送。

---

①　拔萃：此指《济生拔萃》，为医学丛书，元代杜思敬编，第七卷收
《医学发明》。

②　犀黄：牛黄的别名。

荆公妙香散

治心肾不交，梦遗泄精，惊悸郁结。服之能安神补气。

人参　茯苓　茯神各二两　黄芪　山药各三两　远志一两　辰砂　桔梗各三钱　木香二钱五分　麝香　甘草各一钱

为丸，每服三钱，温酒送下。

远 志 丸

治心肾交虚，神不守舍，梦遗滑精。服之能安魂定魄，利窍通神。

绂按：《三因方》远志、山药、熟地、天冬、龙齿、麦冬、五味、车前、茯苓、茯神、地骨、桂心。

人参　茯苓　茯神各二两　远志四两　龙齿一两　辰砂五钱，为衣

酒糊为丸，每服三钱，开水送下。

柏子养心丸

此丸安神益智，养血滋阴，营血和而怔忡、惊悸、盗汗自止，神智益而精神、寤寐、心肾胥交。

柏子仁　熟地　枣仁　茯神　当归各二两　犀角　五味子　辰砂各五钱

蜜丸，辰砂为衣，每服四钱，开水送下。

柏子仁丸

治劳欲过度，心事烦杂，以致心肾不交，精神恍惚，惊悸不寐，盗汗梦遗。

柏子仁二两　　党参　　冬术　　五味子　　姜半夏　　牡蛎　　淮麦
麻黄根各一两

枣肉为丸，每服三钱，开水送下。

朱砂安神丸

治心神昏乱，惊悸怔忡，寤寐不安等症。

黄连一两五钱　　生地　　当归　　辰砂各一两

蒸饼糊为丸，每服一钱，温酒送下。

绂按：尚脱炙草五钱。

秘旨安神丸

专治心血虚而睡多惊悸，受惊吓而神魂不安。

云苓　　麦冬各一两五钱　　杏仁二两　　川贝　　川芎　　白术　　远
志各一两　　归身　　桔梗　　甘草各五钱

蜜丸，朱砂为衣，每服随时酌用。

琥珀定志丸

治思虑恐惧，神志不宁，疲倦善忘，寐中多梦，盗汗遗精
等症。

人参二两　　琥珀五钱　　麦冬辰砂三钱拌，一两　　冬术一两五钱
茯苓二两　　远志八钱　　菖蒲五钱　　甘草八钱

蜜丸，每服三钱，桂圆汤送下。

绂按：茯苓当做茯神。

琥珀多寐丸

治操劳过度，心血亏耗，神不守舍，彻夜难寐。此丸清心

养营，安神定魄。

羚羊角　琥珀　党参　茯神　远志　甘草等分

蜜丸，每服三钱，灯心汤送。

定 志 丸

治心肾不安，多忘少睡，梦寐遗精，阴虚盗汗，白昼倦怠，皆由思虑伤神耗散心血所致。

人参二两　茯苓二两　麦冬一两　远志八钱　冬术一两五钱
菖蒲五钱　甘草八钱

蜜丸。

绥按：加琥珀五钱、辰砂三钱，即前琥珀定志丸。

宁 志 丸

治心风癫痫及心虚血少，惊悸迷惑等症。

党参　琥珀　远志　当归　柏子仁　枣仁　乳香　菖蒲各一
两　茯苓二两　朱砂六钱

蜜丸。

丹溪补天丸

治气血衰弱，六脉细数，一切虚劳不足。是丸用气血以补气血，假后天以济先天，故名补天。

紫河车制,一具　龟板酥炙,三两　黄柏三两　杜仲二两　牛膝
二两　陈皮一两

为末，冬加干姜五钱，夏加五味子一两，酒糊为丸。

补 火 丸

治冷痨①，气血枯竭，肉瘠齿落，肢倦言微，皆由命门火弱所致。

硫黄十六两

以猪大肠二尺，将硫黄装入肠内，两头扎好煮三时，去肠，晒干为末，蒸饼糊丸，每服十丸，开水送下。

金锁固精丸

治真元不固，心肾不交，遗精梦泄，滑浊盗汗，心烦内热，腰酸神倦等症。

潼蒺藜四两　牡蛎四两　龙骨二两　莲子四两　芡实二两　莲须二两

蜜丸，每服三钱，淡盐汤下。

绂按：一方有金樱膏。

水陆二仙丹

此丹涩精固脱，能治男子遗精白浊，妇女诸淋淫带等症。

芡实　金樱子十六两

为末，煎膏为丸，每服三钱，空心淡盐汤下。

刘松石猪肚丸

治膏粱湿热酿于脾胃，留伏阴中，男子便数梦遗，妇女淋

---

① 冷痨：病证名，痨之属于气血不足，脏腑虚寒者。症见脐下冷痛，饮食不消，或时呕吐，发热，骨节酸疼，肌肤羸瘦，乏力，面色萎黄等。

带秽浊等症。

　　白术五两　　牡蛎四两　　苦参三两　　猪肚二只

　　煮烂为丸，每晨开水送下四钱。

威　喜　丸

　　此丸专调斲丧①之阳，分理溃乱之精，故治元阳虚惫，精滑白浊，淋带梦泄，溲出如米泔者。

　　茯苓四两　　黄占②四两　　猪苓一两

　　煎汤煮燉烊和丸，每服三钱，开水送下，须忌怒气劳力。

聚　精　丸

　　专治精薄无嗣，鸡精易泄，久患梦遗，妇人滑胎不孕等症。

　　线鱼鳔胶十六两　　潼蒺藜八两

　　用马乳浸，蒸一枝香③，蜜丸，每服三四钱，淡盐汤送下。

白　龙　丸

　　治湿热下注，淋浊初起，小便涩痛。

　　生军二两　　生半夏一两　　北辛二两

　　为末，鸡子清泛丸④，每服三钱，开水送下，此丸不宜久服。

---

　　①　斲（zhuó 卓）丧：特指沉溺酒色，伤害身体。斲，同"斫"，伤耗。

　　②　黄占：蜜蜡、黄蜡的别名。

　　③　一枝香：此指燃尽一炷香所需的时间。

　　④　泛丸：即用泛制法制丸，指将药材细粉与赋形剂通过不断翻滚，逐渐增大成丸的一种制丸法。

治浊固本丸

专治肾真不固，湿热下注，小便频数，赤白两浊，其效如神。

川连　川柏　茯苓　生半夏　莲须　砂仁　益智仁各一两　猪苓　甘草各二两

水法或蜜丸。

茯菟丸

主治思虑过度，心肾两亏，遗精白浊，强中消渴。此药有补肾固精之妙。

茯苓三两　菟丝子十两　五味子八两　石莲子三两

山药六两研粉作糊为丸，每服三钱，淡盐汤送下。

四味肉苁蓉丸

治禀赋虚弱，命门火衰，以致小便遗数不禁。此丸有补阴壮阳之妙。

熟地六两　五味子四两　菟丝子二两　苁蓉八两

用山药加蜜为丸，每服七、八十丸，空心淡盐汤送下。

缩泉丸

治脬气不足，小便频多，心肾两亏，梦遗滑精，及脾胃不和等症。

乌药　益智仁各四两

怀山药四两作糊为丸，每服三四钱，空心淡盐汤送下。

葆 真 丸

此丸不用辛烈助火之品，纯取温养精血之功，故能补真元，广子嗣，通三焦之元气，益肝肾之不足。

鹿角胶八两　杜仲三两　熟地　山药　茯苓各二两　菟肉丝子各一两五钱　五味子　怀牛膝　补骨脂　益智仁　小茴　远志　胡芦巴　川楝子　巴戟各一两　柏子霜①五钱　沉香　川山甲②各三钱　全虫一钱五分

为末，加苁蓉四两，洗净打烂，鹿胶化和药为丸，每服三四钱，开水送下。

老 奴 丸

专治下元虚损，精寒无子，填精补髓，兴元阳，种子嗣，及五劳七伤，腰膝酸痛，小肠疝气。久服则为不老丹也。昔有老奴无子，服之数月，连生三子，故名。

大熟地　牡蛎　菟丝子各四两　核桃肉五两　当归　补骨脂　淡苁蓉　秫米　马蔺花　韭菜子各三两　茯苓　菟肉　巴戟肉　毕澄茄　桑螵蛸　淫羊藿　木通各二两　远志　小茴香　沉香　木香　车前子　全蝎各一两　龙骨　母丁香各五钱　蜘蛛五对

蜜丸。

天 真 丸

治形槁肢羸，肠胃滑泄，津液枯焦，一切耗血过多之症。

---

①　柏子霜：即柏子仁去油、研细后所得的产物，功能养心安神、益肝、敛汗生津。
②　川山甲：穿山甲的别名。

淡苁蓉四两　　当归十二两　　天冬十六两　　山药四两

加羊肉七斤，去皮膜，同煮烂，再加黄芪五两，人参二两，白术二两，糯米饭打丸，每服三钱，温酒下。

天 真 丹

治下元虚弱湿肿，脐腹癗冷，腿肿如斗，囊肿如瓜，肌肉坚硬，是谓阳虚湿盛。

肉桂五钱　琥珀　杜仲　草薢　没药　胡芦巴　戟肉　小茴黑铅　补骨脂各一两

酒糊为丸，每服三钱，空心温酒送下。

左 归 丸

治真阴不足，虚热往来，荣卫衰弱，神不守舍，精髓内亏，自汗盗汗，遗淋不禁，昏晕眼花，耳聋口燥，腰酸脚软，津液枯涸等症。

熟地八两　鹿胶　龟板　山药　萸肉　杞子　丝子各四两茯苓三两　怀膝二两

酒化为丸。

右 归 丸

治元阳不足，劳伤过度，命门火衰，脾胃虚寒，呕恶膨胀，翻胃噎膈，脐腹多痛，虚淋寒疝，便溏泄泻，肢节痹痛，水邪浮肿，眼见邪物，阳虚无子等症。

熟地八两　杜仲　山药　萸肉各四两　鹿胶　杞子　当归茯苓　补骨脂　附子各三两　肉桂二两

蜜丸。

归 脾 丸

治思虑过度，劳伤心脾，怔忡健忘，惊悸，盗汗，发热，体倦，食少不眠，或脾虚不能摄血，肠红疟痢及妇人经带崩漏等症。

人参 白术 茯苓 枣仁各二两 黄芪一两五钱 远志 当归各一两 木香 甘草各五钱 桂圆肉二两 大枣五十枚 生姜一两

蜜丸。

黑归脾丸

治心肾不交，劳伤过度，精血虚损，怔忡健忘，惊悸，盗汗，发热，体倦，食少不眠，肠红痔血，三阴亏损，疟痢不愈，及妇人经带等症。

熟地四两 人参 冬术 茯神 枣仁 远志各二两 黄芪一两五钱 当归一两 木香 炙草各五钱 桂圆 生姜各一两 大枣五十枚

蜜丸。

大菟丝丸

治肾气虚损，五劳七伤，脚膝酸痛，目眩耳鸣，心悸气短，阳痿精泄。是丸不独温固下元，兼有升举督脉之功。

鹿茸 熟地 苁蓉 戟肉 茯苓 石斛 牛膝 防风 泽泻 川断 杜仲 小茴香 补骨脂 沉香 荜拨 桑螵蛸各三两 黄肉二两 龙骨 菟丝子 附子 肉桂各一两 川芎 五味子 覆盆子各五钱

米糊为丸，每服三钱，淡盐汤下。

绂按：原方分量恐有错误，俟改。又按：《三因方》无附子、防风、龙骨、荜拨，有石龙芮①、澄茄。

小菟丝丸

治肾气虚损，目眩耳鸣，四肢倦怠，夜梦泄精，小便不禁等症。

苁蓉二两　鹿茸　五味子　川附子　菟丝子　牡蛎各一两　鸡内金　桑螵蛸各五钱

酒糊为丸。

三层茴香丸

治肾与膀胱俱虚，邪气搏结不散，遂成寒疝，脐腹疼痛，睾丸偏大，阴囊肿胀，搔痒不止，时出黄水，浸成疮疡，或长怪肉。此丸能温导阳气，暖养肾经，无论新久，小肠阴寒疝气，不过三料即愈。

一层用大茴一两、盐五钱，拌炒木香、川楝子、附子各一两，为末，法丸；二层用荜拨、槟榔各一两，为末，叠上；三层用南沙参、茯苓各四两，为末，叠上。米饮法丸，每服三钱，淡盐汤送下。

绂按：原方一层舶茴香一两，盐五钱同炒川楝子、沙参、木香各一两；二层荜拨一两、槟榔五钱；三层茯苓四两、附子五钱。

济生橘核丸

治肠癞、卵癞、水癞、气癞，四种癞疝皆寒湿所致。此丸

---

① 石龙芮：即水堇。

疏通厥阴，温暖膀胱，有散肿消坚之功。

橘核　海带　木通　川楝子　昆布　海藻各二两　川朴　桃仁各一两　元胡　木香　枳壳　肉桂各五钱

酒糊为丸，每服三钱，空心淡盐汤送下。

胡芦巴丸

治小肠气蟠，肠气奔豚，疝气偏坠阴肿，小腹有形如卵，上下来去，痛不可忍，并绕脐绞结，攻刺呕吐等症。

胡芦巴一两五钱　川楝子一两五钱　小茴香一两一钱　吴萸一两　戟肉六钱　黑丑八钱

酒糊丸。

小安肾丸

治肾气虚乏，下元冷惫，男子寒湿疝气，睾丸肿胀，女人胞门受寒，小腹疼痛，并治下虚上实，牙龈动摇出血。

川楝子四两　川乌四两　香附四两　食盐二两　河水二升，煮尽为度，晒干后入药　熟地二两　小茴三两　花椒一两

酒糊丸，每服三钱，温酒送下。

石刻安肾丸

治真气虚惫，梦遗滑精，便溏溲数，腰膝软弱，恶寒畏冷，诸阳不足等症。

鹿茸一两　赤石脂三两　山药四两　戟肉　肉果　补骨脂　苁蓉　柏子仁　菟丝子　茯苓　远志　萸肉　茅术　附子　石斛　川乌　小茴　川椒　韭菜子各二两　青盐四钱

山药末糊丸，每服三钱，淡盐汤送下。

千金补肾丸

治精气不足，肾水亏乏，肝火上乘，耳聋鸣响，一切肝肾不足等症。

党参膏八两　熟地　山药　杜仲　当归各三两　茯苓　黄肉枸杞子　菟丝子　淡苁蓉各四两

上末，将党参膏炼为丸，每服三钱，空心淡盐汤送，温酒亦可。

肾厥玉真丸

治肾虚浊阴上逆，清阳扰乱，头痛如破，肢冷欲厥。此丸有调燮阴阳，升降水火之功。

制西丁①二两　银硝一两　生石膏二两　制半夏一两

蒸饼糊丸，每服一钱，淡盐汤送下。

按：西丁即倭硫黄。

九还金液丹

此右肾命门药也。治元阳虚耗，中风痰盛，伤寒厥逆，指冷脉伏，不省人事，虚肿阴结，二便不利，及小儿虚寒慢惊等症。

硫黄一味，九制而成，炊饼和丸。

绂按：制硫黄法：将硫黄研细入罐内封口，坚固，继用钉三只钉于地上，罐放钉上，慢火煅制。每末一两，用蒸饼一两和丸。

---

① 西丁：硫黄的别名。

医门黑锡丹

治真元虚惫，阳气不固，阴气冲逆，痰壅气喘，头痛腰重，男子精冷滑泄，妇人血海虚冷，赤白带下，并治阴症阴毒，肢冷脉伏，不省人事，用枣汤送百丸即能回阳。

黑铅　硫黄　玉果①二两　肉桂五钱　附子　沉香　木香　小茴　胡芦巴　补骨脂　金铃子　阳起石各一两

将黑铅熔化，入硫黄，候结成片，研细，入余药，米糊为丸。

绂按：《局方》有青皮、乌药二味。

二味黑锡丹

治阴火逆冲，真阳暴脱，水火不济，以致头痛耳鸣，气喘痰升。此丹能镇纳上越之阳气，使之归宿，诚急救回阳之药也。随症轻重，量服之。

硫黄　黑锡

二味各等分，将黑锡入铜锅内烊化，再入硫黄缓炒成珠，埋地，出火气，研末听用，再入另药。

扁鹊玉壶丸

金精满鼎气归根，玉液盈壶神入室。治命门火衰，阳气暴绝，阴寒恶疾，寒水膨胀，霍乱吐泻，胃寒腹疼，妇人子宫虚冷，小儿急慢惊风。有水火既济之妙，回生再造之功。

硫黄八两打碎，用麻油八两煮，取出洗净，再用花子油八

---

①　玉果：肉豆蔻的别名。

两和水再煮，洗净，再用皂荚水煮，洗净，再用田字草打汁拌硫黄，晒干为末，糯米糊为丸，每服一钱，开水送下。

绂按：此方硫黄一斤，以桑灰淋浓汁五斗煮硫黄，令伏，以火煅之，研如粉，掘一地坑，深二寸许，投水在里，候水清，取调硫黄末，得所磁器中煎干，用鏊一个，上傅以砂，砂上铺纸，鏊下以火煅热，即取硫黄滴其上，自然色如玉矣。米饮为丸。

九转灵砂丹

治上盛下虚，中风痰壅，头旋吐逆，阳虚欲脱，沉寒锢[①]冷。此丸能安神杀魅，助元气，调五脏，升降阴阳，水火既济。

水银三两　硫黄一两

二味镕炼九次，糯米糊丸，每服三十丸，开水送下。

养正丹

治上盛下虚，气不升降，呼吸不足，头旋气短，心悸胆怯，虚烦狂言，盗汗腹痛，反胃吐食，霍乱转筋，中风涎潮，不省人事，四肢厥冷，唇青脉沉，阳气欲脱。能助阳接真，去邪扶正，升降阴阳，水火既济，功难尽述。

水银　硫黄　黑铅　朱砂各一两

四味同制，糯米糊为丸，淡盐汤送下三十丸。

震灵丹

治男子真元虚惫，下衰上盛，头目晕眩，心神恍惚，中风

---

① 锢：通"痼"，顽疾。《正字通·金部》："锢，久固之疾曰锢。俗作痼。"

瘫痪，手足不遂，筋骨拘挛，腰膝沉重，心肾不足，精滑梦遗，膀胱疝坠，小便淋沥，泻痢呕吐，及妇人气血不充，崩漏带下，子宫久冷，绝阴不产等症。

禹粮石　赤石脂　紫石英　代赭石各四两，同煅　乳香　没药　灵脂各三两　辰砂一两

糊丸，温酒送下，忌食诸血。

绂按：《三因方》无辰砂。

青　娥　丸

治肾虚腰痛，益精助阳，乌须黑发，壮阳健步。

杜仲八两　补骨脂四两　胡桃肉四两　蒜头一两

打烂蜜丸，每服四钱，陈酒送下。

绂按：一方有生姜，无蒜。

二　至　丸

益肝阴，补肾精，暖腰膝，壮筋骨，调阴阳，乌须发。莫谓价廉，其功实大。

夏至采旱莲草，冬至采女贞子各十六两。

酒蜜拌蒸三次，煎膏糊丸。

百补全鹿丸

景岳云：大补元阳，壮筋健骨，添精填髓，能通督脉，阳痿阴寒，并能育子。疗诸虚百损，五劳七伤。暖腰膝，悦颜，乌须黑发。久服可意返老还童，大有长春广嗣之效，其功不能尽载。

人参　黄芪　生地　熟地　天冬　麦冬　白术　茯苓　山

药　当归　川芎　五味子　苁蓉　杞子　川断　杜仲　牛膝
菟丝子　陈皮　贝母　楮实　芡实　锁阳　胡芦巴　戟肉　覆
盆子　甘草　补骨脂　秋石各十六两　沉香　小茴　川椒　青盐
各八两

活鹿一只焊①宰去毛，酒煮修合，蜜丸，每开水服四五钱。

青囊斑龙丸

治虚损百病，驻颜益寿。洛阳道人歌云：尾闾不禁沧海竭，九
转金丹都漫说，惟有斑龙顶上珠，能补玉堂关下穴。

鹿角胶　鹿角霜　大熟地　白茯苓　柏子仁　补骨脂　菟
丝子各四两

蜜丸。

斑龙二至百补丸

专治真阳亏损，元精内竭，阳痿便数及梦遗自汗，腰膝乏力。
但能久服，固本保元，壮元阳而多子嗣，益五内而助精神，强筋添
精，益肾延年，美颜色，通神明，大有奇功。

人参五两　鹿角霜　五味子各一两　黄芪　生地　知母　黄
柏　山药　萸肉　茯苓　芡实各四两

为末糊丸，每服百丸，空心淡盐汤下。

延龄广嗣丸

治男子下元虚损，久无子嗣，阳痿不兴，兴而不固，肾寒
精冷，先天禀受不足，少年斲丧过度。此丸培元固本，益髓添

---

① 焊（xún 寻）：将已宰杀的禽畜等用热水烫后去毛。

精，兴阳种子，真长春广嗣之方也。

杞子四两　线鱼胶四两　菟丝子六两　制首乌一两　茯苓一两
楮实子一两

水法为丸，每服四钱，淡盐汤送下。

五子衍宗丸

治男子禀赋不足，阳虚气弱，损伤太过，精寒衰薄，老年
无子。久服能扶阳助阴，添精益肾，养血安神，真有毓麟①益
寿之验。

杞子九两　菟丝子七两　覆盆子三两　五味子三两　车前子
三两

研末加蜜八两为丸，每服四五钱，淡盐汤送下。

五　子　丸

此丸温固下元，通阳补肾。专治小便频数，梦遗白浊等症。

菟丝子四两　小茴二两　蛇床子二两　韭菜子二两　茺蔚子一
两五钱

蜜丸，每服四钱，米饮送下，淡盐汤亦可。

健步虎潜丸

治脏阴不藏，内热生痿，筋骨羸弱，足不任地，骨蒸劳热
等症。此丸以血肉有情之品，用补精血之不足。

龟板四两　虎骨　熟地　川柏　知母　白芍各三两　当归

---

① 毓麟：原意为生育男孩，泛指生育后代。毓，同"育"，生养，繁
殖；麟，麒麟，古人以男婴为麒麟。

琐阳各一两一钱　　牛膝　　广皮①　　生姜各一两

精羊肉一斤捣为丸，每服三钱，淡盐汤送下。

三因胜骏丸

治元气不足，真气虚弱，寒湿侵袭，手足麻木，走注疼痛，筋脉不舒及鹤膝风等症。

茅术二两　　附子　　苁蓉　　戟肉　　草薢　　槟榔　　全虫　　补骨脂各一两　　木瓜四两　　天麻　　枣仁　　防风　　当归　　熟地　　怀牛膝各三两　　木香　　羌活　　乳香　　没药　　甘草各五钱　　麝香一钱

为末，蜜丸。

绂按：《三因》原方无苍术。

延年益寿丹又名还元丹

治阴血不足，骨蒸内热。久服大补元气，清肺滋肾，柔肝养阴，生津益髓，惟阳虚者忌服。

党参四两　　熟地十二两　　生地四两　　天冬四两　　麦冬四两　　茯苓四两　　地骨皮四两　　鲜首乌二斤，用羊肉、黑豆、脂麻、好酒煮，晒干

共为末，蜜丸。

赞化血余丹

此丹大补气血，乌须发，壮形体，其培元赞化之功，妙难尽述。

血余　　熟地各八两　　党参　　首乌　　鹿胶　　菟丝子　　枸杞子

---

① 广皮：即广陈皮的省称。

茯苓　苁蓉　归身　杜仲　巴戟　小茴　核桃肉各四两

鹿胶化，加蜜丸。

无比山药丸

夫脾肾虚惫，则气血不和，所以形体瘦弱，饮食无味，腰膝酸软，目暗耳聋。此丸滋肾元，健脾胃，壮筋骨，长精神。

山药　熟地　杜仲各三两　苁蓉漂，四两　牛膝　泽泻各一两五钱　茯苓　菟丝子各二两　五味子　萸肉　戟肉　赤石脂各一两

研末，蜜为丸，每服三钱，开水送下。

脾肾双补丸

脾肾两亏，阴阳不固以致虚寒飧泄①，腹痛泻痢，食少神倦，或酒色过伤，藏真无火。此丸有健脾暖肾之功，故曰双补。

党参三两　萸肉三两　山药三两二钱　补骨脂三两八钱　煨肉果二两　戟肉三两　菟丝子四两　五味子八钱　橘红一两二钱　车前子一两　莲子三两　砂仁一两二钱

为末，米糊为丸。

毓　麟　丸

此丸填补精髓，妙合阴阳，得絪缊之气，以成化育之功。男妇服此能求嗣得孕，益寿延年。

白棉花子仁二十四两，用秋石一两六钱，加水溶化，浸一

---

①　飧（sūn 孙）泄：大便泻下不消化的食物，又称完谷不化。飧，通"飱"，熟食。《战国策·中山策》："以一壶飧得士二人。"鲍彪注："《集韵》：飱亦作飧，苏昆反。熟食曰飧。"

日晒干，再用陈酒浸片刻，取出，入木蒸①内锅上蒸半日，取出晒干，再用此法蒸棉花子仁，黑色为度。

熟地十二两　潼蒺藜　线鱼胶各六两　川草薢　麦冬各四两五味子　杜仲　补骨脂各二两四钱　杞子八两　当归　牛膝各三两二钱　茯苓五两　楮实子三两　柏子霜三钱

上药照方法制为细末，用羊肾四条，盐酒浸，打烂和丸。如男有遗精，女有白带，去牛膝，加覆盆子二两四钱。

秘方种子丹

命门火弱则阳痿不兴，下元虚寒则精冷无子，故种玉者必以气血充足为贵。是丹补气益血，添精壮阳，诚有广嗣之功也。

熟地　淡苁蓉　陈萸肉　童木通各二两四钱　飞龙骨　煅牡蛎　威灵仙　菟丝子　全当归　大茴香　巴戟肉　远志肉　毕澄茄　母丁香　干漆　车前子各二两　茯苓　广木香　桑螵蛸　蛇床子各一两四钱　全蝎去尾　灯心各五钱　草薢四钱　贡沉香三钱　马蔺花八分　蜘蛛十四个

共末，蜜丸如绿豆大，每服三四钱，开水送下。

赤脚大仙种子丸

全当归酒洗　肉苁蓉酒洗　莲蕊须　绵杜仲　菟丝子醋浸　淫羊藿酥炙　潼蒺藜盐水、童便、人乳分制　云茯苓人乳蒸　破故纸盐水炒　怀牛膝盐水炒，各八两　甘枸杞青盐水炒，四两　猺桂心②不见火，二两　线鱼膘牡蛎粉拌炒，二斤　大天雄每重一两四五钱者，面裹

---

① 木蒸：木蒸笼。
② 猺（yáo 遥）桂心：即紫猺桂心，为桂之质最佳者。

煨，两枚

如法炮制，每药一斤，用炼蜜十二两，开水四两和丸，梧子大。每晨服百丸，淡盐汤送，晚服百丸，陈酒送，男妇不妨同服。附、桂二味，年逾五旬方可用也。

赤水玄珠<small>一名天雨菽</small>

补益男女，种子，延龄，服饵上品。

大生地　野白术　厚朴　青皮　杜仲　破故纸　巴戟　陈皮　茯苓　苁蓉　小茴香　川椒　戎盐各一两

用新汲水同入砂铞熬浓汁，滤去渣，以拣净黑大豆二升拌匀，慢火细煮，收干药汁为度，晾干，瓷器密收每晨空腹，男服二十一粒，女服二十粒，淡盐汤送下，不可间断。

固本戒烟断瘾丸

党参　罂粟壳各六两　茯苓四两　白术　当归各三两　陈皮　半夏　川贝　甘草各二两　附子　肉桂各一两　沉香八钱　蔻仁　雷丸　使君子各一两五钱　大土皮一斤

为末，粟壳煎汤法丸。此丸照烟瘾大小先一时服，如一钱烟瘾，服药亦一钱。服后精神渐增，见烟自恶，毫无后患。如二三年之浅瘾，半月必断，若年久之瘾，二十五日断根。断瘾之后倘有余之家，再服后方百补养原丸一料，实有延年益寿之功。

林文忠公十八味戒烟丸

明党参　纹党参　橘红　杜仲　枣仁各三钱　茯苓四钱　法半夏五钱　玉竹　旋覆花　益智仁　罂粟壳各二钱　枸杞　炮姜

炙甘草各一钱五分　沉香六分　赤糖四两　红枣十个　烟灰五钱，随瘾大小，酌量加减

上熬膏，或和丸。

百补养原丸

戒烟断瘾之后，本元素弱者，受伤重而复原不易。惟得补中益气之品，自然精神恢复，血脉和平，一切遗精、腰酸、食少、神倦等症可除。是丸培元养气，添精补神，实有延年之功。

党参四两　熟地八两　焦冬术　茯苓　杜仲　杞子　芡实　牡蛎各三两　龙骨　归身　白芍各二两　肉桂心　制附子　橘红　制半夏　川贝　炙甘草各一两　砂仁五钱

为末，用大土皮三两，酒、姜汁拌和，蜜丸。

脾胃泄泻

人参健脾丸

治脾胃虚弱，食不消化，胸膈饱闷，便溏泄泻，内热体倦，伤酒吞酸，反胃呕吐，一切脾胃不实皆能补之。

党参　冬术　神曲　麦芽各四两　枳实六两　陈皮二两　山楂三两

为末，水法丸。

香砂养胃丸

治胃气虚寒，胸膈不舒，湿痰呕恶，胀满便泄，食不运化，中虚气滞等症。

党参　冬术各五两　苍术　厚朴　茯苓　炙草　广皮　香附　蔻仁　砂仁各四两　木香二两五钱

为末，枣肉糊丸，每服三钱，开水送下。

参苓白术丸

治脾胃虚弱，饮食不消，或吐或泻。久服益气和中，保肺生津，长肌肥体之神药也。

党参　冬术　山药各五两　扁豆　莲肉各四两八钱　茯苓　炙草　桔梗　米仁　砂仁各三两二钱

姜枣汤法丸。

香砂六君丸

治中虚气滞，中湿痰饮，食不运化，呕恶胀满，胃脘疼痛，腹鸣泄泻等症。

党参二两　茯苓二两　於术二两　甘草一两　广皮一两　半夏一两五钱　木香二两　砂仁一两五钱

水法为丸。

绂按：一方用香附。

四君子丸

治脾胃气虚，不能生金，食少形寒，体瘦面黄，痰多便溏，精神疲倦等症。

党参二两　茯苓二两　冬术二两　甘草一两

为末，水法丸，每服四钱，开水送下。

六君子丸

治气虚有痰，脾虚腹胀，食少神倦，面黄肌瘦，一切脾胃阳虚等症。

党参　冬术　茯苓各二两　甘草　陈皮各一两　半夏一两五钱

为末，水泛丸，每服三钱，开水送下。

大温中丸

治脾虚生湿，湿郁为热，腹膨肿满，黄胖水鼓，气化不行，饮食衰少等症。

苍术二两　白术　苦参各五钱　云苓　白芍　广皮　青皮　川朴　针砂各一两　山楂一两五钱　甘草二钱

蜜丸，瘦人米饮送下，肥人白术汤下。

小温中丸

治脾虚肝旺，中焦满闷，湿热蕴蒸，腹胀如鼓，食不运化。服之小便能通利者即效，忌食咸味。

煅针砂 香附各三两 白术四两 茯苓 姜夏 陈皮 神曲各二两 川连 苦参 生甘草各一两

为末，醋水、神曲糊为丸，每服三钱，陈皮汤下，虚者人参汤下。

香 连 丸

专治湿热秘郁，气滞不宣，赤白痢疾，脓血不止，里急后重，中暑腹痛等症。

广木香二两 川黄连八两

为末，水法丸，每服一钱，米饮汤送下。

左 金 丸

主治肝火郁结，胁肋攻痛，吞吐酸沫，疝气痞结，淋闭泄泻，兼治噤口痢疾，不受汤药等症。

川黄连六两 吴茱萸一两

为末，水法丸，每服一钱，开水送下。

木香顺气丸

专治阴阳壅滞，气不宣通，胸痞腹胀，大便不利。此丸香能舒脾，燥能胜湿，行气平肝，有升清降浊之功也。

木香 苍术 川朴 青皮 草蔻 益智仁 当归各三两 茯

苓　陈皮　半夏　升麻　柴胡　干姜　吴萸　泽泻各二两

蒸饼丸，每服三钱，开水送下。

戊　己　丸

治肝脾不和，湿郁气滞，脘腹作痛，吞酸呕吐，热痢热泻，纳谷不化等症。

川连四两　吴萸四两　白芍二两

为末，神曲糊丸，每服二钱，开水送下。

资　生　丸

治脾胃虚弱，湿热蕴积，食不运化，痞满便溏，并治妇人妊娠呕吐，胎滑不固，小儿疰夏内热，食少神倦等症。常服有调中养胃，分理三焦之功。

党参　冬术　米仁各六两　山药　山楂　神曲各四两　茯苓芡实　麦芽　砂仁各三两　莲子　扁豆各二两　陈皮　藿香　桔梗　炙草各一两　川连二钱　蔻仁六钱

为末，水法或蜜为丸，每服三钱，开水送下。

平　胃　丸

治湿淫于内，脾胃不能克制，故有痰饮痞膈，宿食不消，腹满呕泻，不服水土等症。

苍术四两　厚朴二两　陈皮二两　炙草二两

为末，姜枣汤法丸。

丁香烂饭丸

治脾胃虚弱，饮冷伤中，食滞不化，脘腹疼痛等症。

丁香　木香各一钱　香附　益智　青皮　三棱　蓬术各三钱
甘草二钱

蒸饼糊丸。

七味豆蔻丸

治久痢阴伤，积滞既彻，便滑不止，及小儿痘后虚寒，腹痛便泄等症。

肉蔻　木香　砂仁　诃子肉　龙骨各一两　赤石脂一两五钱
枯矾六钱

麦粉糊丸。

止痛良附丸

治胃脘气滞，胸膛软处一点疼痛，经年不愈，或母子相传，最宜服此。

高良姜　生香附各四两

泛丸，每服三钱，米饮送下。

葛花解醒①丸

治饮多气伤，酒积湿热，蕴于肠胃，痰逆呕泻，心神烦乱，胸膈痞塞，小便不利等症。

党参　白术　茯苓　神曲　青皮　广皮各四钱　葛花　砂仁
蔻仁各一两　泽泻　猪苓　干姜各三钱　木香一钱

水法为丸。

---

① 醒（chéng 乘）：酒醉不醒，或酒醒后神志不清。

薛氏四神丸

治脾肾阳虚，五更泄泻，久痢腹痛，饮食不甘等症。此丸能暖胃固肠，补肾涩精。

补骨脂四两，酒浸　五味子三两，姜炒　煨肉果二两，面裹　吴萸一两，盐水炒

为末，姜枣法丸，每服二钱，米饮送下。

二　神　丸

治火衰不能生土，脾胃虚寒，食少泻痢，腰痛脾泄，屡投补剂不应者。此丸能温脾暖肾，进食固肠。

补骨脂八两　煨肉果四两

姜枣为丸，每服二钱，开水送下。

神效虎肚丸

治命门火衰，湿淫于内，脾胃不能克制，致有反胃噎膈，痰饮痞结，水气鼓胀，呕吐泄泻，不服水土等症。

虎肚一具　杜酥①五钱　朴片十五两　大戟四两

火酒糊打丸，赤金为衣，每服四钱，开水送下。

真　武　丸

治少阴腹痛，四肢沉重，呕咳下痢，小便不利，痰饮水气。并治伤寒汗多亡阳，筋惕肉瞤，气虚恶寒。

附子一两　冬术四两　白芍四两　茯苓四两

---

① 杜酥：杜蟾酥的省称。

为末，姜汁法丸，每服三钱，开水送下。

枳 术 丸

主治中焦痞闷，气结腹满，痰食两滞，饮食减少，脾虚不健等症。

枳实　白术

等分，泛丸，每服三钱，开水送下。

香砂枳术丸

破滞气，消宿食，散停痰，进饮食，健脾消痞，升阳益胃。

木香一两　砂仁一两　枳实一两　白术二两

泛丸，每服三钱，开水送下。

乌 梅 丸

此丸散结行经，涩肠敛肺，故治大便下血，其效如神。

天虫①一两　乌梅一两

共末，醋糊为丸，每服四钱，开水送下。

乌梅安胃丸

治胃虚脏寒，得食则呕，及厥阴证蛔厥吐蛔，腹痛久痢等症。

乌梅炒，三十枚　干姜一两　川连一两六钱　附子　党参　桂枝　细辛　黄柏各六钱　当归　川椒各四钱

将乌梅肉酒浸，和蜜打丸，每服二三钱，米饮送下。

①　天虫：僵蚕的别名。

越 鞠 丸

治气血痰火，湿食郁滞中焦，吞酸呕吐，饮食不化，脘胀腹痛，黄疸，疮疥等症。

香附　苍术　神曲　川芎　黑山栀

等分，神曲糊为丸。

乌 龙 丸

治肝胃脘胁痰凝气滞，痞闷胀疼。此丸止腹痛，壮元阳，久服益人。

於术五钱　杜仲八钱　九香虫一两　陈皮四钱　车前子四钱

蜜丸，每服三钱，淡盐汤送下。

肝胃二气丹

此丹专治肝逆犯胃，脘胁作痛，呕吐酸水，食不得人，兼治酒膈湿郁。

一次：醋煅赭石　煅石决明　煅瓦楞子　路路通各八两　旋覆花四两　新绛　乌药各二两　青葱管一把

上药八味，煎浓汁听用。

二次：淡附子　吴萸　元胡　五灵脂　蒲公英　佛手柑各一两　当归二两　制香附一两五钱　炙草五钱

上药九味法制，各取净末。

三次：沉香　公丁香各一两　木香　砂仁　川连各一两五钱寸香①五分

---

① 寸香：麝香的别名。

上药照方法制，将前药末和匀，以前药汁掺入，量加曲糊杵丸，每粒潮重一钱五分，阴干，辰砂为衣，白蜡封固，每服一丸，重者二丸，大有奇效。

医林固肠丸

治脾胃虚弱，肠滑不禁，泻痢日久，昼夜无度，食减力乏。

党参　诃子　杜阿胶　龙骨　赤石脂各一两　京术二两　川附　均姜　肉果　木香　沉香各五钱

糯米糊丸，每服四钱，米饮下。

麻　仁　丸

治胃实燥结，不饥不食，大便秘塞，小便热赤等症。

黑脂麻二两　杏仁二两　山栀五两　制军八两

蜜丸，每服三钱，开水送下。

脾约麻仁丸

治胃火乘脾，约束津液，热甚气实，肠燥秘结，溲数便难之症。是丸能润燥通幽。

麻仁五两　杏仁六两　白芍四两　川朴八两　枳实八两　制军十六两

蜜丸，每服三钱，开水送下。

理　中　丸

治伤寒太阴病，自利不渴，寒多而呕，腹痛鸭溏，脉沉无力，或厥冷拘急，或结胸吐蛔，及感寒霍乱。此丸能分理阴阳，安和胃气。

人参五两　冬术十两　干姜五两　甘草五两

蜜丸。

附子理中丸

治下焦阳虚，火不生土，脏腑不调，食少便溏，及中寒腹痛，身痛拘急，倦卧沉重等症。

附子一钱　人参五两　於术十两　黑姜五两　炙草五两

蜜丸，开水送下三钱。

附桂理中丸

治脾胃虚寒，痰饮内停，中焦失运，呕吐食少，腹痛便溏，脉来迟细者。

附子一两　肉桂五钱　人参一两　白术二两　干姜一两　炙草一两

为末，蜜丸，每服三钱，开水送下。

东垣和中丸

专理气分，消痰积，去湿滞，厚肠胃，进饮食。治胃弱，痞积，干呕，吐酸等症。

党参三两　白术三两　炮姜一两　木瓜一两　陈皮一两　甘草一两

蒸饼丸。

五味子丸

治下元虚寒，火不生土，以致命门不暖，关门不固，名曰脾泻肾泄，此丸主之。

党参　白术　五味子　补骨脂各三两　山药　茯苓各一两五钱
吴萸　龙骨煅　戟肉　肉果各一两
　　共末，酒糊为丸。

小安胃丸

　　治胃气疼痛，肝气升越，呕吐等症。
　　大熟地　香附各四两　金铃子　小茴　川椒各二两
　　蜜丸，每服二三钱，开水送下。

橘半枳术丸

　　治脾湿痰饮，中虚不运，痞满食滞，腹胀呕泻，饮食减少，及山岚瘴气，不服水土等症。
　　橘红二两　半夏二两　枳实二两　冬术四两
　　水泛为丸，每服三钱，开水送下。

绿萼梅花丸

　　专治体虚，肝木犯胃，腹胀胸痞，或上为呕恶，或下为泄泻等症。
　　人参　茯苓　益智仁　砂仁各三钱　四制香附二两　滑石七两　山药　黄芪　广木香各一钱五　甘松　蓬术各五钱　远志二钱五分　桔梗一钱　甘草七分　绿萼梅花三两
　　丹皮八两煎汤煮前药，晒干为末，蜜丸，每重一钱，蜡壳封固，每服一丸，开水化送。
　　绂按：此方用药颇奇，分两多寡亦难测识，而功效甚著。

佛　手　丸

　　此丸理气化痰，平肝泄郁，故治肝胃二气，疼痛呕吐，及胸闷腹胀，势欲成鼓，并治脚气作痛，经络不舒。

人参一钱，另研捣丸　鲜白葫芦去子，蒸晒九次，另研　鲜佛手银胡①三钱，煎汤拌炒，切片蒸晒九次　鲜香橼去子，金铃子三钱煎汤拌炒，蒸晒九次　桑叶　川贝　炒枣仁　建神曲　莲肉各五钱　大豆黄卷十两

为末，先将佛手、枣仁煎浓汁泛丸，再用糯米饮汤泛上，每服一钱。肝气痛，香附汤送；胃气痛，木香汤送；脚气痛，木瓜汤送；鼓胀，陈麦草汤送下。

王氏玉芝丸

凡胃气薄弱，常服令人肥健。

猪肚一具，治净，满装、建莲子去心，水煮糜烂，收干，捣和为丸，桐子大，每服五十丸，淡盐汤下。

---

① 银胡：银柴胡的省称。

痰饮咳嗽

顺气消食化痰丸

治酒食生痰，胸膈痞闷，脘腹膨胀，五更咳嗽，一切湿痰气郁之症。

制南星　苏子　杏仁　半夏　香附　葛根　青皮　神曲　山楂　麦芽　菜菔子各一两　姜汁一匙

蒸饼糊为丸，每服三钱，淡姜汤送下。

清气化痰丸

清肺止嗽，顺气消食，化痰宽胸，健脾开胃，进食定喘，一切痰火之症。

制南星三两　制半夏五两　茯苓四两　广皮六两　枳实六两　杏仁四两　瓜蒌四两　黄芩五两　川连二两　甘草一两

为末，姜水法丸，每服三钱，食后开水下。

竹沥达痰丸

治痰火上逆，喘急昏迷，如痴如狂，惊痫厥逆，无论老幼，痰多怪病，变幻百出之症。

大黄二两　橘红二两　黄芩二两　半夏二两　礞石一两　甘草一两　沉香五钱

竹沥、姜汁泛丸。

礞石滚痰丸

治头晕目眩，痰涎壅结，怔忡烦闷，神志癫狂，实热老痰，怪症百病，惟虚寒者不宜。

大黄酒蒸，八两　淡芩八两　礞石煅，一两　沉香五钱

薄荷汤和丸。

二　陈　丸

治一切痰饮咳嗽，胀满呕吐，恶心头眩，心悸等症。

陈皮二两　半夏三两　茯苓三两　甘草一两

为末，姜枣汤泛丸，每服三钱，开水下。

金水六君丸

治肺肾虚寒，水泛为痰，年迈阴虚，气血不足，外受风寒，咳嗽呕恶，多痰喘急等症。

党参四两　熟地八两　天冬四两　白术四两　茯苓四两　甘草二两　陈皮三两　半夏三两

为末，水法丸，每服三钱，淡盐汤送下。

控　涎　丹

治痰涎留停胸膈上下，使人头项、胸背、腰胯、手足、筋骨牵引作痛，走注无定及皮肤麻痹，头不可举，或睡中流涎，咳嗽喘急，痰迷心窍等症，非人实证实者不宜服之。

甘遂　大戟　白芥子各一两

姜汁丸。

痫症镇心丸

治心火炽甚，痰气昏迷，神识不清，癫痫狂疾，妄言见鬼，一切情志郁逆之症，立能取效。

犀角　胆星各一两　珍珠一钱五分　犀黄一钱　云苓　麦冬枣仁各一两五钱　远志　黄连　菖蒲　甘草各五钱　辰砂三钱

蜜丸，每丸计重八分，辰砂为衣，用蜡封口，每服一丸，姜汤化下。

青州白丸子

治脉迟弦紧，风痰涌盛，呕吐涎沫，口眼㖞斜，手足瘫痪，小儿惊风，痰积便泄等症。

生半夏七两　生南星三两　生白附二两　生川乌五钱

以上各味漂透晒干，为末，糯米糊为丸。

绂按：原方制造系用范公泉漂取粉，日晒夜露而成，犹制阿胶必用阿井之水，故丸以青州为名。

小　胃　丹

治胸膈肠胃之间，湿热痰郁，痞癖肿满，气血壅滞。

甘遂　芫花　大戟　川柏各一两　大黄一两五钱

为末，白术膏为丸，临卧白滚汤送下一钱。欲利，空心服。

指迷茯苓丸

治风痰停滞中脘，脾气不能流行，昏迷，微热，饮食不思，肩臂酸软，及产后发喘，四肢浮肿等症。方极和平，义精效速。

半夏八两　茯苓四两　枳壳二两　风化硝二两

生姜汁法丸。

白 金 丸

治顽痰胶膈，恶血停留，以致癫狂失心，迷惑昏乱，此痰火之实者。

生白矾　川郁金

等分，水法丸，宜服一二钱，开水或菖蒲煎汤送下。

理中化痰丸

治脾胃虚寒，痰饮内停，呕吐便溏，食减神倦，咳吐涎沫等症。

党参　茯苓　干姜　白术各四两　炙甘草二两　半夏六两

姜汁糊丸，开水送服。

宁 嗽 丸

止咳宁嗽之妙品，清热消痰之圣药。

南沙参　桑叶　杏仁　茯苓　川贝　姜夏　前胡　薄荷各二两　苏子一两五钱　橘红一两　米仁三两　炙草五钱

为末，用川斛一两，生谷芽二两，煎汤法丸，每服三四钱，淡姜汤送下。

绶按：此方药味甚时①。

半 贝 丸

治风痰暑湿，疟疾，咳嗽多痰，饮食无味，痫眩等症。

① 甚时：甚合时宜。

饲鹤亭集方

五二

半夏　贝母

等分，姜水法丸，每服二钱，淡姜汤送下。

胜金理中丸

主治男妇痰火哮喘，声如曳锯，无论新久，一切并治，其效如神。

绂按：冷哮最妙。

肉桂　海螵蛸　白芥子　白胡椒各一两

神曲、姜汁打和为丸，每服二钱，开水送下。

神　术　丸

治风寒咳嗽，痰饮内停，木郁刑土，泄痢下血，此是阳明、太阳祛风胜湿散邪之剂也。

净白脂麻五钱　茅术十六两

为末，大枣肉打丸，每服三钱，空心温酒送下。

百　花　丸

治久咳不止，或痰中带血，急宜泻热，下气凉血，除痰润肺，宁心理嗽，益气。

川百合一斤二两　款冬花一斤二两

共末蜜丸，每服一二钱，细嚼，白滚水送下，忌动火之物。

天门冬丸

治虚火上炎，吐血咯血。能润肺止嗽，消痰定喘。

天冬四两　川贝　杏仁各二两八钱　茯苓　阿胶　炙草各二两

蜜水为丸。

异 功 丸

治脾胃虚寒，呕吐痰涎，或久患咳嗽，面浮气逆，喘促腹泻等症。

党参　冬术　陈皮　茯苓各四两　炙草二两

姜枣汤法丸。

四 生 丸

此丸补阴凉血，散瘀理气，能治吐血、衄血、便血，一切阴虚内热及妇科产疾等症。

生地　艾叶　荷叶　柏叶

等分为丸。

铁 笛 丸

治三焦有热，肺火上炎，喉咙不清，声音不爽，口燥咽干，阴虚劳热，水火不得，升降津液，难以滋润等症。

薄荷四两　连翘　川芎　甘草各二两五钱　桔梗一两五钱　百药煎①二两　大黄　诃子肉　砂仁各一两

鸡子清为丸，每丸重一钱，每服一丸，不拘时候，可以常服，忌烟酒发物。

消 疬 丸

治阴虚火盛，灼液成痰，痹于络，致生颈项痰串，马刀瘰疬等症。

---

① 百药煎：五倍子与茶叶等经发酵制成的块状物。

元参　土贝　左牡蛎

等分，夏枯草汤泛丸，每服三钱，夏枯草汤送下。

蹲鸱①丸

阳明行身之前，少阳行身之侧，禀赋不足，邪痰痹于两经之络，以致颈项、颏下、耳之前后凝结痰核，大小不一，皮色不变，无论新久，宜服此丸。

山芋艿煮，四两　川贝二两　左牡蛎四两　昆布一两　海藻一两　橘红五钱

为末，蜜丸，每日早晚，温酒送下三钱。

一方：紫香梗芋艿十斤。

去皮切片，不犯铁器，晒干磨粉，米饮和丸。

己椒苈黄丸

治肺气膹郁于上，水饮不行于下，以致腹满口燥，肠间有水气者。

汉防己一两　川椒一两　葶苈子一两五钱　大黄二两五钱

蜜丸，食前服一丸，日三服，开水送下。

丁香半夏丸

脾胃虚寒，痰饮停于胸膈之间，肺气不利，令人咳嗽痞闷，呕吐吞酸。

公丁香一两　制半夏二两　陈皮三两　白术二两　红豆蔻二两

姜汁糊丸，每服三钱，淡姜汤送下。

---

① 蹲鸱：芋艿的别名。

景岳括痰丸

治一切停痰积饮，脘胁胀痛，呕吐酸涩等症。

制半夏二两　炒干姜一两　青盐陈皮四两　猪苓二两　白芥子二两　炙甘草五钱

为末，蒸饼打丸，每服三钱，淡姜汤下。

节斋化痰丸

此丸润燥开郁，降火消痰。专治老痰、郁痰、顽痰胶黏成块，凝滞喉间，肺气不清，吐咯难出。皆因酒食、湿火上蒸肺胃，熏灼津液所致。

天门冬　瓜蒌仁　海石粉　片芩酒炒　橘红各一两　连翘　桔梗　香附盐水炒　芒硝各五钱　青黛二钱

为末蜜丸，入姜汁少许，同和如樱桃大，噙化一丸，白汤送下。

丹溪白螺丸

治痰饮停积，湿阻气滞，胃脘隐痛，胸膈痞闷，呕吐泛恶等症。

白螺壳　苍术　南星　香附　滑石　山栀各一两　半夏　枳壳　木香　青皮　砂仁各五钱

蒸饼糊丸，每服三钱，淡姜汤送下。

冷　哮　丸

治背受风寒，遇冷即发哮喘、咳嗽，顽痰结聚胸膈，痞满，倚息难卧等症。此丸专司疏泄，惟阴虚痰中见血者忌之。

紫苑　款冬花各二两　麻黄泡　半夏曲　陈胆星　生川乌
生白矾　牙皂去皮子，炙　细辛　蜀椒　杏仁　甘草各一两

　　为末，姜汁神曲打丸。

饮食气滞

木香槟榔丸

疏导三焦，快气化痰，消食宽中，泄泻痢疾，里急后重，二便不通，食疟实积等症。

木香　槟榔　黄连　黄柏　广皮　青皮　香附　枳壳　山稜　蓬术　黑丑　大黄各二两　芒硝三两

法丸。

沉香化痰丸

治阴阳壅滞，气不升降，胸膈痞结，喘促短气，脾胃留饮，噫气吐酸，心腹疼痛诸症。

沉香五钱　木香　香附　神曲　麦芽各二两　蓬术三两　藿香　陈皮　砂仁　炙甘草各一两

水泛丸。

一方：沉香四钱，人参、白术各三钱，大黄、黄芩各一两。姜汁、竹沥和丸。

枳实消痞丸

此丸清热破结，补气消积，利湿除满。故治心下虚痞，腹中胀痛，食难运化，神思懒倦，欲成痞块等症。

枳实　川朴　黄连各五钱　人参　白术　茯苓　半夏　干姜　麦芽各三钱　甘草二钱

蒸饼糊丸，每服四钱，开水送下。

消痞阿魏丸

治诸般积聚，癥瘕，痃癖①。

阿魏　川连　南星　半夏　蒌仁　白芥子　连翘　神曲
川贝　卜子　麦芽　山楂各一两　风化硝　胡连　食盐各五钱

蜜丸，必须量人虚实，实者可服二钱，开水送下。服后食
胡桃肉以除药气，虚者不宜服之。

保 和 丸

治食积饮停，脏腑不和，气嗳腹痛，泄泻滞下，一切脾胃
湿热，气痰积滞之症。

山楂三两　茯苓　神曲　陈皮　半夏各一两　连翘　菔子各
五钱

荷叶包米煮饭，丸。

大 安 丸

主治略同，消中兼补。

即前方去神曲，加白术。

十 枣 丸

治悬饮痰逆内痛，心下坚硬成痞，两胁隐痛，干呕短气，
邪热内蓄，肌肤水肿等症。

甘遂面煨　芫花　大戟各一两

---

① 痃癖：古病名，属积聚的范畴。多由饮食失节，脾胃受损，寒痰结
聚，气血搏结而成。症见两胁或脐腹有肿块隐伏，大小不一，或痛或不痛，
痛时可见。

为末，大枣十枚，煮烂打丸。

大黄蛰虫丸

是丸濡血攻瘀，通闭补虚。故治五劳虚极，形羸腹痛，不能饮食，肌肤甲错，面目黯黑，有干血内滞也。

生军十两　地鳖虫①一百个　桃仁一百粒

为末，蜜水作丸，宜酒送五丸，每日三服。

沉香化滞丸

治脾胃不和，过食生冷油腻，停滞不化，胸膈饱闷，腹胁疼痛，一切气痰痞积诸症。

沉香六钱　山楂　大黄各一两五钱　川朴　枳实　槟榔　黄芩　陈皮　半夏　白术　木香　藿香　砂仁各一两二钱

姜汁、竹沥泛丸。

禹余粮丸

治湿热伤脾，脾困木乘，食不运化，五鼓十胀，小便短赤，气虚中满，腿膝脚肿，上气喘急，一切水病虚浮。此乃补气血、暖水脏之圣剂也。

禹粮石醋煅　蛇含石醋煅，各三两　针砂煅　附子　肉桂　干姜　茯苓　当归　羌活　白蒺藜　川芎　怀膝　青皮　蓬术　山稜　大茴　木香　蔻仁各五钱　生甘草三钱

蒸饼为丸，每服三钱，陈皮、生姜汤送下，虚者人参汤下，忌食咸味《三因方》无甘草。

---

① 地鳖虫：即䗪虫。

消 食 丸

治一切饮食积滞，胸腹闷胀等症。

山楂　神曲　青皮　陈皮　香附　莱菔子各二两　阿魏一两

蒸饼为丸，每服三四钱，开水送下。

舟 车 丸

治气血壅滞，水湿肿胀，痰饮癖积，风热郁痹，走注疼痛，及妇人血逆，气滞形气俱实者。

黑丑四两　大黄　甘遂各二两　大戟　芫花　橘皮　青皮各一两　槟榔　木香各五钱　轻粉一钱

水法为丸，每服二钱，开水送下。

中满分消丸

治中虚，湿热膨胀，二便不爽，饮食不消，腹满痞闷等症。

党参　茯苓　砂仁　干姜各一两　厚朴　黄芩各五两　川连　枳实　姜夏各二两五钱　陈皮　泽泻各一两五钱　冬术　姜黄　炙草各五钱　知母二两

为末，蒸饼糊丸，每服三钱，开水送下，有寒者勿服。

三物备急丸

治食停肠胃，冷热不调，升降失度，腹胀气急，痛满欲绝，及中恶客忤，卒暴口噤等症。

大黄　巴霜　干姜

各等分，蜜丸，每服一二丸，开水送下，孕妇忌服。

十 香 丸

治气滞寒滞，一切肝胃气阻诸痛。

沉香　木香　丁香　广皮各五钱　荔枝核　小茴　香附　乌药　泽泻　皂角煅，各一两

生晒为末，酒泛丸，每服三钱，开水送下，小肠疝气之属，温酒送下。

沉香至珍丸

治九种心痛，一切肝胃气痛，两胁胀满及呕吐反胃，痰气食滞诸症。

沉香　木香　丁香各四钱　川连　陈皮　青皮　乌药　蓬术巴霜　槟榔各一两

神曲糊为丸。

枳实导滞丸

湿热之物停宿郁滞，脾胃受伤不得施化，痞闷不安，腹内硬痛，一切积滞泄泻等症。

枳实　大黄　黄连　黄芩各五钱　白术　茯苓　泽泻　神曲各二钱　干姜一钱五分

蒸饼糊丸。

四 消 丸

治一切气积、血积、食积、痰积致成胸腹满闷、呕吐疼痛等症。

牙皂　香附　五灵脂　黑白丑

等分，法丸。

伏 梁 丸

治气血湿热，郁伏腹中，以致心积起于脐上至心下，形大如臂，令人烦心满闷，脘腹胀痛之症。

党参　厚朴各二两　川连九两　黄芩一两二钱　丹参　肉桂
茯苓各四钱　炮姜　川乌　巴霜　红豆蔻　石菖蒲各二钱

为末，炼蜜为丸。

脾 阴 丸

治腹鼓胸闷，饮食不思，小便短赤，气喘难卧诸症。

六神曲五两　韭菜子五两　沉香五钱

神曲糊丸。

健 步 丸

治饮酒过度，有伤脾肺，膝中无力，行步艰难等症。

苍术　白术　茯苓　白芍　广皮各一两　当归　杞子　川柏
各二两　怀膝三两　防己　泽泻各五钱　川断　木瓜各七钱　五加
皮八钱　炙草三钱

为末，蜜丸。

景岳太平丸

治胸腹疼痛，痞闷胀满，邪实秘滞，一切气血痰食积聚诸症。

川连二两　白芍一两

为末，水法丸。

景岳敦阜丸

膏粱肥甘停滞肠胃，坚硬不化，痛胀不行，便闭气塞等症。此丸能消导实积。

木香　丁香　青皮　陈皮　泽泻　乌药　皂角　山楂　麦芽各五钱　巴豆霜一钱

为末，用生大蒜研烂，熟水取汁，浸蒸饼打丸。

景岳八仙丹一名赤金豆

治血凝气滞，胸腹胀痛，结聚癥瘕，坚硬不消，一切痰食虫积诸症。

巴霜　生附子　皂角　轻粉　丁香　木香　天竺黄　辰砂

景岳猎虫丸

湿热之物蕴积肠胃，日久生虫，裹血聚气，胸腹胀痛，面黄肌瘦，食少神倦，溲涩便溏诸症。

臭芜荑　使君子　皂角炒，存性　轻粉　槟榔　雄黄　桃仁　雷丸　干漆炒，存性　锡灰

各等分，细榧肉加倍汤浸，蒸饼打丸，每服五分。

海藏烂积丸

芦荟一钱五分　天竺黄三钱　穿山甲面炒，三钱　白信煅七分　巴霜去油，六钱　硼砂一钱　硇砂一钱

共为细末，黄蜡一两四钱熔化和丸，如绿豆大，每服五丸，温酒送下，忌葱韭发物。

黄病鼓胀丸 吾郡慈感寺西隐房秘方

平胃散一两　针砂三钱　皂矾六钱　车前子三钱

上共研匀，红枣泥捣和为丸，每服三钱，开水送下，忌食盐、酱百天，一料必愈。

伤寒诸风

人参大再造丸

此丸固本培元，搜风顺气，平肝养血，豁痰清心，宣通百脉之圣药，实有回生再造之功。故治中风中寒，痰迷气厥，紫白癜风，口眼㖞斜，癫痫痰疾，风寒湿痹，瘫痪风痱，半身不遂，骨节疼痛，筋脉拘挛，手足麻木，步履艰难及小儿急慢惊风。

水安息 蕲蛇各一两 人参 琥珀 肉桂 黄芪 熟地 首乌 茯苓 当归 麻黄 大黄 黄连 姜黄 元参 天麻 川贝 川芎 羌活 防风 藿香 白芷 草蔻 蔻仁 甘草 山甲 两头尖各五钱 犀黄 冰片各六分二厘五 犀角 血竭 红花各二钱 麝香 松香 地龙各一钱二分一 灵仙六钱二分五 葛根 桑寄生 全蝎各六钱二分一 附子 母丁香 胆星 申姜① 沉香 乌药 白术 赤芍 香附 青皮 乳香 没药 竺黄 龟板 僵蚕 细辛 辰砂各二钱五分 木香一钱 虎膝一对

蜜丸，每重三钱，金箔为衣，封固，俱用淡姜汤送下，孕妇忌服。

神应养真丹

治厥阴肝经为六淫之邪所袭，气凝血滞，或左瘫右痪，半身不遂，或手足顽麻，上攻头目，语言蹇涩，或下注脚膝，血

---

① 申姜：骨碎补的别名。

虚疼痛，兼治中风角弓反张，堕车落马，打仆伤损，瘀血痹聚等症。

当归　生地　白芍　川芎　羌活　天麻　木瓜　丝子各二两

蜜丸，每服三钱，开水送下。

圣济鳖甲丸

治三阴疟疾，久发不止。

川朴　山楂　麦芽　草果　黄芩　陈皮　神曲各二两　鳖甲　首乌　柴胡　姜半夏　青皮　常山　蓬术　山棱各二两五钱

蜜丸，每服三钱，姜枣汤送下，忌食冷面、食蛋、鸡等物。

人参鳖甲煎丸

治疟母癥瘕，痰癖内结，往来寒热，久发不止，三阴大疟。

鳖甲一两二钱　人参　桂枝　干姜　厚朴　乌翣①　黄芩　大黄　半夏　阿胶　石苇　瞿麦　紫葳　鼠妇各三钱　葶苈　桃仁各二钱　柴胡　蜣螂各六钱　白芍　丹皮　䗪虫各五钱　蜂房四钱　赤硝一两一钱

灶心灰酒糊为丸，不问新久虚实，每服七丸，日服三次，陈皮汤送下，忌食蛋、鸡、菱面、豆，及一切生冷油腻之物。

紫雪丹

治邪火毒火穿经入脏，烦热发斑，阳狂叫走，毒瘴昏倒，触秽痧胀，绞刺切痛，脚气蛊毒，小儿惊痫痧痘，火毒内闭诸症。

---

① 乌翣：射干的别名。

黄金_{百两} 寒水石 石膏 滑石 磁石_{各四十八两}

五味煎汤代水 犀角、羚羊、沉香、木香各五两，升麻、元参各十六两，公丁香一两，甘草八两，煎汁渐浓。朴硝、银硝各三十二两，提净入浓汁再入麝香二两二钱，辰砂五两。

法丸。

至 宝 丹

主治中风不语，中恶气绝，疫疠瘴毒，时邪内陷，热入心胞，舌绛神昏，痰迷谵语，伏热呕吐，烦躁喘急，兼治产后血晕，口鼻出血，吐逆闭乱，死胎不下等症。

人参 竺黄 胆星 犀黄_{各九钱} 犀角 腰黄① 玳瑁 琥珀 水安息 辰砂_{各一两} 麝香 冰片_{各一钱}

水安息为丸，金银箔为衣（许氏方）。

蠲痛活络丹

专治中风四肢不仁，湿痰瘀血痹聚筋络，肢节刺痛，鹤膝痛风，附骨流痰，及跌仆损伤，伤寒入诸经之症。

川乌 草乌 胆星_{各六两} 地龙 乳香_{各三两二钱} 没药三两三钱

酒糊为丸。

绂按：此小活络丹方也，加入下药，乃名蠲痛活络丹。

蠲 痛 丹

川乌 地龙_{各五钱} 麝香_{五分} 全虫_{七只} 黑丑_{四十九粒}

---

① 腰黄：雄黄中质量最好者。雄黄，又名黄金石、雄精、腰黄。

酒糊丸，每重四分，每服一丸，好酒送下。

搜风顺气丸

治中风风秘，气秘，便溺阻隔，遍身虚痒，兼治肠风下血，瘫痪等症。

大黄五两　防风　槟榔　枳壳各二两　山药　怀膝　郁李仁
火麻仁　车前子各二两

蜜丸。

易老天麻丸

祛风湿，强筋骨，壮水制火，养血补阴。故治诸风所伤，肢节麻木，手足不仁等症。

元参　天麻　怀膝　草薢各六两　附子　当归各一两　生地
十六两　杜仲七两　羌活十两　独活四两

蜜丸。

川芎茶调散

治诸风上攻，偏正头风，鼻塞痰盛，憎寒壮热，头目眩晕，恶风有汗等症。

川芎　防风　荆芥　薄荷　苍术　白芷　羌活各一钱五分
细辛　甘草各六分

为末或法丸，每服三钱，临卧清茶调服。

苏合香丸一名安息香丸

苏合香　水安息　沉香　木香　丁香　檀香　香附　诃子
荜拨　犀角　辰砂各一两　麝香七钱五分　乳香　冰片各五钱　酒十斤

蜜丸，治中风昏迷，惊痫鬼忤，不省人事，薄荷汤下；猝然心痛，霍乱吐泻，淡姜汤下；瘀血疝癖，温酒化服；小儿惊风吐乳，灯芯汤下；时气瘴疟，赤白暴痢，藿香汤下。

防风通圣散

此方发越表里三焦，故治一切风寒暑湿，饥饱劳役，内外诸邪有伤气血，寒热交争，头目疼痛，项强腰酸，并治初感风寒，鼻流清涕，咳嗽无汗等症。

桔梗　甘草　石膏各一两　滑石二两　大黄　芒硝　川芎　防风　白术　白芷　荆芥　薄荷　连翘　当归　麻黄　黄芩　生栀各五钱

姜葱汁法丸，孕妇忌服。

九制豨莶丸

治中风喝僻，语言蹇涩，肢缓骨疼，风痹走痛，或十指麻木，肝肾风气，湿热诸疮等症。

鲜豨莶草一斤

五月五日或六月六日，天喜日，酒拌，九蒸九晒，酒蜜为丸。

抵 当 丸

治太阳伤寒，瘀热在里，发狂蓄血善忘，少腹硬满，小便自利而发黄者。

水蛭　虻虫各三十只　大黄四两　桃仁三钱

蜜丸，每服二钱，开水送下。

代抵当丸

治伤寒热蓄下焦，少腹硬满，其人发狂，小便自利者。此太阳之邪结于膀胱，瘀热在里也，当下血而愈。

生军四两　生地　桃仁　归尾　元明粉　炮甲片各一两　肉桂三钱

蜜丸，宜服三钱，开水下。

更 衣 丸

治津液枯槁，肝热血燥，伤寒后邪结肠胃，大便不通等症。

芦荟　辰砂

二味烧酒作丸，米饮送下三钱。

玉屏风散

治气虚表弱，易感风寒，腠理不密，自汗不止等症。

黄芪　白术　防风各一两

法丸，每服三钱，开水送下。

万氏牛黄清心丸

治伤寒邪入心胞，中风神昏，痰塞，温邪痰热闭遏，小儿惊风，痰涎迷闷，手足搐掣，痧痘火毒内陷等症。

黄连一两　黄芩二钱　辰砂三钱　郁金四钱　西黄①五分　生栀六钱

神曲糊丸。

---

① 西黄：牛黄的别名。

虎骨木瓜丸

治腰腿疼痛，脚膝拘挛，筋骨无力，步履艰难，或热痛如火，或冷甚若冰，或久经湿气所伤，或房劳饮酒过度，以致肝肾两亏，血不荣筋，不时举发。

虎骨三两　木瓜　附子　天麻　怀膝　苁蓉各十六两

虎骨、附子酒拌透，共为末，蜜丸。此丸每服三钱，开水送下。忌烧酒、房欲。

牛黄清心丸

治神气不清，烦热癫狂，言语谵妄，一切伏邪蒙闭三焦，及小儿风痰上壅，口噤烦躁，伤寒邪陷诸症。

牛黄　雄黄　犀角　郁金　辰砂　川连　黄芩　山栀各一两
珍珠五钱　麝香　冰片各二钱五分

蜜丸，每重一钱，金箔为衣，蜡封固方系吴氏新定。

虎骨四斤丸

治腰腿疼痛，步履艰难，热痛如火，冷甚如冰，似瘫似痪，常怕风寒。此酒色所伤，寒湿所袭，肝肾两亏也，宜服之。

虎骨　附子　木瓜　秦艽　牛膝各二两　当归　苁蓉各三两
天麻一两五钱

水法丸。

河间地黄丸

治风痱痰喘，面赤眩晕，半身不遂，手足麻木，舌瘖健忘，口眼㖞斜，心神恍惚等症。

附子　肉桂　熟地　萸肉　茯苓　苁蓉　麦冬　远志　戟
肉　石斛　菖蒲　五味子

　　各等分，加薄荷少许，姜枣为丸，每服五钱。

凉　膈　散

　　治心火上盛，中焦实热，烦躁口渴，目赤头眩，口疮齿血，二便不通，诸风邪热，神昏不清，瘛疭狂语，胃热发癫，小儿急惊，痘痧黑陷等症。

　　连翘　薄荷　山栀　黄芩各一两　大黄　芒硝　甘草各二两
　　共为末。

蠲　痹　丸

　　专治中风表虚，遍身烦痛，项背拘急，手足冷痹，腰膝沉重，举动艰难等症。

　　黄芪　防风　当归　赤芍　羌活　姜黄　甘草各一两
　　姜枣为丸，每服三钱，开水送下。

海藏愈风丹

　　治疠风为病，手足麻木，眉毛脱落，遍身生疮，及癫疯瘾疹，皮肤搔痒，风湿侵袭诸症，并宜服之。

　　白花蛇　十花蛇　乌梢蛇各一条，去肠，阴干，酒拌浸，晒干为末
苦参四两　皂角一斤

　　去膜切片，用无灰酒浸一宿，熬膏，以前末和匀打丸，每丸重一钱。

益血润肠丸

　　老年血液枯槁，大肠燥结，以致便闭不行，宜活血润燥，

滋阴滑肠治之。

熟地六两　当归　火麻仁　杏仁各三两　枳壳　苁蓉　橘红各二两五钱　荆芥　苏子　阿胶各一两

加蜜打丸，每服三钱，空心开水送下。

润 肠 丸

此丸润燥活血，破结通幽。故治肠胃伏火，大便秘涩，全不思食，及老人风闭血结等症。

大黄十两　麻仁　桃仁各二两　羌活　归尾各一两
蜜丸。

小陷胸丸

治伤寒误下，小结胸症，痞满硬结，正在心下，按之则痛，及一切痰热结塞胸中等症。

黄连五钱　半夏一两　瓜蒌仁一两五钱
水泛为丸。

换 骨 丹

治诸风痹痛，左瘫右痪，四肢顽麻，骨节筋络酸疼、隐痛，不能屈伸，及鹤膝诸风，一切寒湿风气等症。

虎骨　龟板　蚕沙　牛膝　当归　防己　草薢　羌活　独活　秦艽　黄松节各二两　杞子三两　加皮四两
酒糊作丸，温酒送下。

妙 香 丸

犀黄　麝香　冰片　轻粉各三钱　巴霜　辰砂各一两　金箔

共为末，黄蜡七钱、蜜三钱合丸。伤寒积热、惊狂结胸，大黄汤下；噎膈毒痢，川连汤下；风痰吐逆，小儿惊风啼哭，薄荷汤下。整服勿嚼碎。

豨 桐 丸

专治男妇感受风湿或嗜饮冒风，内湿外邪搏于脉络，壅闭不舒，致成两足酸软，步履艰难，状似风瘫诸症。此丸价廉效速，勿轻视之。

豨莶草　臭梧桐

等分，酒制，晒干，为末，蜜丸，每日早晚开水服四钱。忌猪肝、羊血，闭气之物。

半 硫 丸

主治老人虚秘、冷秘、不得大便，及疝癖冷气，阳虚痿弱，真火不足，或致未老先衰之症。此药性暖而利。

生半夏　倭硫黄各一两

泡七次，姜汁为丸，每服二钱，米饮下。

诸火暑湿

诸葛武侯行军散

四时六淫之气，山岚瘴毒之邪，骤然中人，痰凝气闭，关阻窍窒，阴阳交乱，以致头眩眼黑，绞肠痧痛，肢冷神昏，霍乱泄泻。此药即能开窍解毒，并治小儿急慢惊风，骤然闭厥等症。

珍珠二钱　犀黄一钱　麝香一钱　冰片一钱二分　腰黄二钱　银硝二分　姜粉四分　金箔二十张

共为细末，急用搐鼻取嚏，或用清水调服一分，孕妇忌用。

绂按：一方无珍珠，有朱砂、硼砂、枯矾共十昧。

人马平安散

治阴阳反错，冷热交争，中寒中暑，时气瘴疟，痧胀腹痛，头晕恶心，霍乱吐泻，肢冷脉伏，卒然昏倒等症。

犀黄一钱　麝香二钱　冰片二钱　雄黄三钱　玉石一钱　银硝一钱五分　辰砂五钱　金箔三百张

为末，每用少许，吹入鼻中立效，孕妇忌之。

绂按：此方尚有姜粉、枯矾，无姜、矾，则名千金丹。或除雄黄、姜粉、硼砂、枯矾，加蟾酥、飞滑石、煨石膏，亦名人马平安散。

纯阳正气丸

此道光二十九年，吾湖金盖山乩方也。

专治时行疫疠，霍乱吐泻，绞肠腹痛等症。

藿香　肉桂桂枝可代　陈皮　半夏　公丁香　小茴香　紫苏
云苓　制茅术　生白术各一两　八宝红灵丹①五钱

共为细末，同红灵丹研匀，用鲜花椒叶煎浓汁泛丸，如梧
子大，纸囊封固，收藏燥处。每服五分，重者加倍，阴阳水②
送下。

混元一炁丹 此方亦乩仙所授

同上治暴症，功胜正气丸。

荆芥穗　香白芷　北细辛　西香薷　公丁香各一钱五分　紫
桦香　川郁金　广藿香各三钱　鬼箭羽　苏合香各一钱

共为细末，用寒食面一两，煮糊为丸，每服五分，鲜青蒿或
鲜佩兰汤送下，阴阳水亦可。

雷公救疫丹

一名雷击散，又名丹平散，丹平山在贵州，雷击石壁摹得是方，
亦名霹雳散。

治一切番沙臭毒③，时行疫疠，初感霍乱吐下，冒暑，头
胀胸闷，呕逆，脐腹绞痛，客忤中恶等症。

牙皂　细辛各三钱五分　辰砂　雄黄各二钱五分　藿香　防风
白芷　管仲④　半夏　陈皮　木香　桔梗　甘草各二钱　枯矾一钱
五分

---

① 八宝红灵丹：方见下文。
② 阴阳水：将从井里新取的生水和刚煮沸的熟水各半混和均匀的水，
俗称阴阳水。
③ 番沙臭毒：泛指烈性传染病，番沙较臭毒更甚。番沙，又名黑痧；
臭毒，俗称发痧。
④ 管仲：贯众的别名。

同为细末，或吹鼻，或阴阳水调服一钱，重者加倍，孕妇不忌一方有银花、薄荷，无白芷。

飞龙夺命丹

治痧胀绞痛，霍乱转筋，支厥脉伏，神昏危急之症，兼治小儿谵狂等症。

辰劈砂水飞，二两　明雄黄水飞　灯心炭各一两　人中白八钱，水漂，火煅　明白矾　飞青黛各五钱　大梅片　生麻黄去根节，各四钱　真廉珠①　猪牙皂角　当门子②　南硼砂各三钱　西牛黄二钱　杜蟾酥　马牙硝各一钱五分　飞金箔一百叶

同研细末，蜜收，勿令泄气，每服一分，重症加倍，兼用嗜鼻，只以凉开水或阴阳水调送，小儿减半孕妇虚人不宜轻试。

碧　雪　丹

治一切积热，天行时疾，发狂昏愦，咽喉肿塞，口舌生疮，心中烦热，大小便秘，胃火诸病。

朴硝　银硝　寒水石　甘草各一斤

甘草煎水，滤清，入硝，不住手搅，入青黛一两，露一宿成雪。凉水调服二三钱。

藿香正气丸

治外受四时不正之气，内停饮食，头痛寒热，霍乱吐泻或作疟痢等症。

---

① 真廉珠：又称南珠，海水珍珠之质佳者。
② 当门子：又名香子，指呈颗粒状的优质麝香仁。

藿香　紫苏　桔梗各四两　白术　白芷　茯苓　厚朴　陈皮半夏各三两二钱　甘草三两

生晒为末，用大腹皮姜枣汤法丸。

六合定中丸

主治霍乱吐泻，痧气腹痛，时邪外感，一切触秽传染，四时不正之气，中土不安等症。

藿香　香薷　紫苏各八两　枳壳五两　赤苓　木瓜　檀香各四两　厚朴三两　木香　生甘草各二两

生晒为末，水法作丸，每服一丸，开水下。

绛矾丸

治湿热肠红，脱力劳伤，黄胖腹胀，食积痞块，腿足浮肿，小便不利，疟痢等症。

皂矾煅红，三两　广皮　厚朴各一两　甘草五钱

神曲糊丸。

九制大黄丸

治积瘀停滞，宿食积痰，血结心腹，以及痛痹诸症。能推陈致新，不伤元气。

大黄不拘多少，酒拌，九蒸九晒，打烂为丸。

二十四制清宁丸

此药能去五脏湿毒，秽恶火毒俱从小便而出，或色黄赤，不必疑忌。

锦纹大黄十五斤

用布拭去毛，米泔浸半日，切片，晒干，每斤入陈酒半斤，浸三日，取出晒大半干。第一次用大甑一口，取鲜侧柏叶铺底，中放大黄片，再取侧柏叶盖面，蒸一炷香，取出晒干。二次绿豆，三次大麦，四次黑豆，五次槐米，六次桑叶，七次桃叶，八次车前叶，九次厚朴，十次陈皮，十一次半夏，十二次白术，十三次香附，十四次黄芩，十五次陈酒。

每次均取浓汁，将大黄拌透，蒸三炷香，取出晒干，蒸时俱另用侧柏叶盖垫，蒸过不用。制就，晒干为末，每斤加牛乳、白蜜、藕汁、童便各二两，法丸。每服大人三钱，小儿一钱，照引服。

一治痢疾里急后重，赤痢，炒槐花汤下；白痢，姜汤下。

一治胸闷气阻，噎膈，肝胃痛，二便闭，香附汤下。

一治黄疸、瘴气、膨胀、食积、疟疾、腹膨，大腹皮汤下。

一治舌糜、口碎、目赤、鼻疮、唇肿、喉闭，甘桔汤下。

一治齿痛、耳蒙、头痛、暑热、时疫，灯心汤下。

一治吐血、齿血、溺血、便血、遗精、淋浊，灯心汤下。

一治肺痈、肠痈，痰火昏狂，如醉如痴，灯心汤下。

一治大人跌仆损伤、瘀血在内、小儿疳膨、食积，陈皮汤下。

一治妇人产后恶露不尽，头晕呕恶，发热便闭，益母草汤下。

槐 角 丸

治大肠火盛，血痢肠红，脏毒下血。能疏肝泻热，宽肠逐风，利气凉血。

槐角四两　当归　枳壳　防风　地榆各二两

蜜丸，每服三钱，空心开水送下。

清暑香薷丸

治伏暑伤气，胸痞烦渴，头晕呕恶，食减神倦，或遇酷暑，霍乱吐泻，腹痛转筋，或小便短赤，大肠火闭，并宜服之。

香薷一两　扁豆　川朴　川连各五钱

姜汤法丸，每服三钱，开水送下。

消 暑 丸

主治伏暑，发热头痛，脾胃不和，停滞不化，胸膈胀满，呕逆烦渴，心疼肚痛等症。

半夏十二两　茯苓八两　甘草四两

姜汁泛丸。

三 妙 丸

治湿热肿痛，两足酸疼，麻痹痿软等症。

茅术　川柏　牛膝

等分，法丸，每服三钱，开水送下。

二 妙 丸

治湿热入于阴分，足软肿胀，肢节疼痛等症。

苍术　黄柏

等分，法丸，每服三钱，开水送下。

当归龙荟丸

治肝胆火升，神志不安，惊悸搐搦，躁扰狂越，眩晕耳鸣，胸膈痞塞，咽嗌不利，肠胃燥涩，大小便闭，两胁引痛，肺燥咳嗽，亦治盗汗。

　　当归　胆草　黄连　大黄　川柏　山栀　黄芩各一两　青黛　芦荟化，各五钱　木香二钱　麝香研，五分

　　共末蜜丸。

伐　木　丸

　　此乃上清金蓬头祖师所传，专治湿热滞积，土为木侮，黄胖肿胀，势欲成蛊，及食积疟痢等症。

　　茅术一斤，米泔水浸，晒干　皂矾八两，醋煅

　　加酒一两，麸皮一两拌炒为末，神曲糊丸，每服三钱，开水送下。

经验理中丸

　　专治三十六种水气，湿郁中满膨胀。此丸益土胜水，去郁陈莝，破癖蠲饮。

　　大戟二钱五分　木香二钱　牙皂三钱　黑丑一钱五分　甘遂一钱

　　用大枣打丸，每用三钱，匀三次进服。第一次葱白陈酒送，二次莱菔子汤送，三次牛膝木瓜汤送下。体虚者勿服。

脏　连　丸

　　治诸痔肿痛，肠风下血，脱肛痛痒，肠痈脏毒成漏诸症。此药散火毒，驱湿热，止血消肿，生肌定痛。

　　黄连八两　槐米二两　槐角　苍术　枳壳　香附　甘草各一两　防风　牙皂　木香各五钱

　　猪大脏为丸，每服三钱，空心开水送下。忌房欲恼怒、酸

辣动火之物。

太乙救苦丹

治瘟疫时症，心闷神昏，伤寒狂语，胸膈壅滞，伏暑寒热，霍乱吐泻，岚瘴痧气，小儿诸惊疳痫等症。

丹参　箭羽　饭豆①各三两　藿香　大黄　升麻　桔梗　广皮　银花各一两五钱　毛菇　棓子②　香附各一两五钱　茅术　麻黄　豆根　半夏　木香各七钱五分　苏叶七钱三分　滑石七钱　大戟　千金霜③　细辛　川乌　雌黄　雄黄各六钱　朱砂五钱　麝香一钱五分

生晒为末，糯米粉七两打丸，开水送服，孕妇忌之。

清咽太平丸

治木火烁金，膈上热郁，早间咯血，两颊常赤，咽喉不清。

犀角　柿霜　甘草各一两　薄荷十两　川芎　防风　桔梗各一两五钱

为末蜜丸，大粒，每服三钱，开水送下。

上　清　丸

治口舌生疮，咽喉肿痛，嗌干口燥。此丸止嗽清音，宽膈化痰。

薄荷十六两　川贝　桔梗　柿霜各二两　月石④　生甘草各一两

生晒为末，冰糖烊化作大粒丸，每服一丸，临卧嚼化。

---

①　饭豆：即红小豆。
②　棓子：五倍子的别名。
③　千金霜：千金子霜，即续随子霜。
④　月石：硼砂的别名。

五汁肺丸

治肺有蕴热，心火炽甚，迫血妄行。或咳痰带红，或吐咯成块，无论新久，色紫色赤。

雄猪肺一具，不落水，去筋膜　藕汁　青甘蔗汁各二盏　梨汁茅根汁　白花百合汁各一盏

代水，将猪肺安白砂罐内煮烂，滤去渣，再将肺之浓汁煎腻如胶，量加白莲粉、米仁粉、粳米粉、川贝、人乳共捣为丸。早晚二次，用淡盐汤送服四钱。

参山漆丸①

此丸祛瘀血，生新血。专治暴起失血，或呕或吐，成碗成盏，一时难止者立止。

生大黄四两，半藕汁浸，半韭汁浸，先蒸后浸晒九次　山漆生研　郁金生研　琥珀同灯草研，各一两　怀膝酒炒　当归头酒浸，炒，各二两

研细末，水泛为丸，每用茅柴根煎汤送下三四钱。

三　黄　丸

治三焦积热，咽喉肿闭，牙齿疼痛，口舌生疮，心膈燥，小便赤涩，大便闭结，及消渴憔瘦，一切壮热火炽之症。

黄连　大黄　黄芩各一两

为末，水法丸。

---

① 参山漆丸：为《良方集腋》卷上"参漆丸"之异名。参山漆，三七别名，又名参三七。

黄连上清丸

治三焦热积，赤眼初起，咽喉疼痛，口舌生疮，心膈烦热，小便赤涩，一切风热之症。

黄连 黄芩 黄柏 山栀各八两 大黄十二两 连翘 姜黄各六两 元参 薄荷 归尾 菊花各四两 葛根 川芎 桔梗 天花粉各二两

蜜丸，每服三钱，临卧清茶送下。

黄连阿胶丸

治阴虚暑湿积热，赤白下痢，里急后重，肠红脓血，热毒内蕴，酒热伤肝，心烦，痔痛，口燥烦渴等症。

黄连 阿胶各一两

为丸，每服二钱，炒米汤下。

十 灰 丸

治阴虚阳升，浊行清道，男妇一切吐血、咯血、便血、溺血、衄血。

丝绵 血余 棕榈 侧柏 莲房 茜草 蒲黄 丹皮 大蓟 小蓟

等分，炒黑存性，藕汁汤法丸，每服三钱，开水送下。

驻 车 丸

主治暑伤湿滞，腹痛便脓，下痢赤白，里急后重，口燥烦热，病久阴为阳灼之症。此药补阴益血，为清解平剂。

川连三两 阿胶 当归 炮姜各一两

为末，阿胶化作丸，每服一钱五分，白汤下。

绂按：《三因方》连六两，归三两，胶三两，姜二两，醋煮，米糊为丸。

泻青丸

治中风发热，肝火炽郁，不能安卧，多惊多怒，筋热为痿，目赤肿痛。

胆草　山栀　大黄　羌活　防风　川芎　当归

等分，蜜丸，每服三钱，竹叶汤下。

卧龙丹

专治天行时疫，受汙①触秽，令人骤然腹痛，头晕昏闷，吐泻霍乱，转筋不舒，绞肠痧胀，手足厥冷，牙关紧闭，不省人事，并山岚瘴毒。

西黄五分　冰片二钱　麝香　蟾酥　天灵盖各一钱　细辛　牙皂　闹羊花各三钱　灯草灰一两　金箔二十张

共为细粉，嗜鼻开窍，取嚏即愈。

八宝红灵丹

专治霍乱吐泻，绞肠痧气，肢冷汗出，四时感冒，寒热往来，胸腹胀满，妇人经水不调，小儿急慢惊风，及一切时疠瘟疫。

绂按：下方加血珀、金箔，即牛露紫金丹。

犀黄五分　大梅片　麝香　月石　火硝各一钱　雄黄　礞石各

---

① 汙（wū污）：污浊、肮脏的东西。

三钱　朱砂五钱

共末，盛瓶，蜡封口，每服一分，开水送下，小儿减半，孕妇忌服。如遇发背痈疽，无名肿毒，均用陈醋调敷。

玉枢丹一名紫金锭

治瘟邪疫疠，山岚瘴气，时症发狂，痧胀疟痢，客忤蛊毒，喉风赤肿，中风诸痫，小儿惊风。

毛菇二两　文蛤一两　大戟一两五钱　千金霜一两　腰黄三钱
辰砂四钱　麝香三钱　冰片一钱

糯米打糊为锭，并宜磨服，孕妇忌之。痈疽疔肿，水磨涂敷。

绂按：古方五味：山茨菇、川文蛤、千金子、麝香、红牙大戟。

太乙紫金锭

治四时疫疠，山岚瘴气，客忤鬼气，霍乱吐泻，肚腹疼痛，牙关紧急，癫狂迷乱，及小儿惊风，疔毒等症。

毛慈菇四两　文蛤二两　大戟三两　千金霜二两　雄黄四钱　朱砂一两　麝香四钱　丁香四钱　冰片二钱

糯米糊打成锭，每重一分，孕妇忌服。

绂按：此方比玉枢丹多丁香一味。又方：山茨菇、千金霜、文蛤、大戟、麝香、山豆根、全蝎、朱砂、雄黄。

灵宝如意丹

治中暑眩晕，绞肠腹痛，脘闷饱胀，阴阳反错，不省人事，手足厥冷，恶心吐泻，山岚瘴气，中寒头痛，一切痧气。

人参　犀黄　熊胆　麻黄各五钱　杜酥　雄黄　血竭　天麻
葶苈　玉石　白粉霜　朱砂　银朱各一两　冰片　真珠各二钱

为末，将杜酥酒化为丸，辰砂为衣。每用凉茶吞送七丸，轻重酌服，孕妇忌之。痈疽疔毒，蛇蝎虫毒，用黄酒化敷患处，神效异常。

绂按：玉石即硼砂，白粉霜即轻粉。

许真君如意丹

此丹专治瘟疫邪祟，鬼气客忤，岚瘴蛊毒，不服水土，及红白痢疾，反胃噎膈，痞癖疟疾，疝气积滞，阴阳二毒，伤寒伤风，诸般疯疾、痰疾。

党参　茯苓　附子　肉桂　淡姜　川连　川乌面煨　川椒
槟榔　厚朴　柴胡　当归　桔梗　紫菀　吴萸　木香　菖蒲
牙皂　巴霜

各等分为末，面糊为丸，辰砂为衣，每服五七丸，随症引下。

痧药灵丹

专治暑热外感，寒食内停，肚腹绞痛，心胸饱闷，霍乱吐泻，转筋肢冷，二便闭塞，山岚瘴气，一切触秽成痧等症。

茅术一两　木香一两三钱　丁香一两二钱　蟾酥一两　麝香九钱
犀黄二钱　腰黄四钱　朱砂三两五钱

各取净粉，用烧酒化蟾酥，打和丸。每服数丸，藿香汤送下，孕妇忌服。

梅　苏　丸

治三焦积热，五脏伏火，心中烦闷，咽喉不利，口干舌燥等症。

薄荷三两二钱　桔梗二钱　诃子肉一两　砂仁三钱　冰片二钱
月石四钱　百药煎一两六钱　元明粉三钱　甘草二钱　乌梅五钱

冰糖烊化为丸，每服二三钱，开水送下。

绂按：有外感忌服。

来　复　丸

治上盛下虚，里寒外热，伏暑霍乱泄泻，中脘痞结，腹痛疝气，及小儿惊风等症。

硫黄　银硝各一两，二味同炼　元精石　五灵脂　陈皮　青皮
各一两

米醋为丸。

二　气　丹

治伏暑伤冷，阴阳不和，二气交错，中脘痞结，或呕或泻，霍乱厥逆等症。

硝石　硫黄

等分共末，银石器内炒黄色，再研细，糯米糊丸，梧子大。每服五七丸，新汲井华水下。不应，更服。

清暑益气丸

治暑湿热三气抑遏真阳，食少神倦，胸满气促，心烦身热，口渴自汗，溲赤便溏，脉虚气弱等症。

党参　黄芪　苍术　白术　归身　麦冬　广皮　青皮　神
曲　泽泻　川柏各一两　升麻三钱　五味子　葛根　炙草各五钱

为末，生姜、红枣煎汤法丸。

噙 化 丸

专治真阴亏少，火旺灼金，咳嗽气逆，口干咽燥等症。此丸能生津液，清肺热。

薄荷四两　川贝　桔梗　柿霜各二两　月石　儿茶　甘草　吉梅各一两

冰糖为丸，每服一丸，开水送下。

辟邪避瘟丹

凡遇四时不正瘟疫流行，宜常焚烧不致传染，岁末多烧可以辟邪避瘟。空室久无人住，湿毒最易害人，此丹烧之可以远害。

绛香　檀香各四两　箭羽　丹参　茅术　连翘心　白芷　细辛　当归　丹皮　佩兰各二两

生晒为末，榆粉打浆为大丸。

蟾 酥 丸

此丸祛暑辟邪，利湿开窍。能治心腹暴痛，兼受四时不正之气，山岚瘴毒，癫狂迷乱，五痢八疳等症。

苍术三两六钱　生军六两　麻黄三两　天麻三两　沉香五钱　檀香一两　丁香六钱　广木香一两五钱　麝香三钱　雄黄三两　辰砂一两二钱　甘草二两四钱　蟾酥六钱

共为末，将蟾酥酒化为丸。

梅花普度丹

专治暑痧疟痢，经络拘挛，头晕腹痛，手足厥冷，一切伤寒、伤风、痰痫诸症。

藿香　黄芩各三两　紫苏　香薷　细生地　荆芥穗　橘红盐水炒　制半夏　白术　泽泻　川连　川柏　牛蒡　黑豆皮各二两　制香附　青蒿　防风　川芎各一两五钱　淡豆豉　黄菊　白蒺藜　六神曲　建神曲　白茯苓　赤苓　连翘　滑石　车前子　当归头　川贝　赤小豆各一两　大麦芽　谷芽各五两　煨木香　砂仁各五钱　共末另用　梅花瓣五分，如无花时，用枝叶嫩头三个，无梅树处用霜梅、乌梅去核代之　桂枝五分

天泉水煎一碗，匀洒药末上，再用甘草灯心八钱煎汤泛丸，如弹子大，每丸重二钱，辰砂二两为衣。每服一丸，孕妇不忌。随时用引：四月野蔷薇花二钱，梅花瓣三分，如用霜梅、乌梅，重者二个，轻者一个煎汤下；五月米仁一钱，梅花分两如前；六月鲜佩兰叶二钱，梅花如前；七月薄荷一钱，荷梗一钱，梅花如前；八月柴胡一钱，梅花如前；九月苏梗二钱，梅花如前。小儿照引加钩藤一钱，北地照引加大黄二钱，煎汤下。

玉雪救苦丹

治烂喉丹痧，壮热口噤，痰壅气闭，及小儿胎惊，闷痘时痧透发不畅，伤寒时气瘟疫，烦悗①昏谵。兼疗痈疡疔疮，一切无名肿毒。

西黄　麝香　冰片各三分　水安息　廉珠　血珀　鹅管石各三钱　白螺壳一钱　川朴　川连　寒水石各一两　辰砂八钱，研细听用　桂枝　柴胡　前胡　广藿香　连翘　荆芥　防风　大力子　大豆卷　淡豆豉　生白术　茅术　赤苓　茯苓皮　桔梗　秦艽

---

① 悗（mán　瞒）：烦闷。

生军　生石膏　陈皮　小青皮　半夏曲　建神曲　六神曲　土贝　杏仁　枳实　枳壳　槟榔　广木香　赤芍　麻黄　木通天花粉　车前子　生甘草各八钱

用阴阳水浸一宿，晒干，研末，再同细药研匀，加苏合油二两，以大腹皮一两六钱，六神曲四两打浆，炼白蜜一斤，捣和为丸，每丸干重一钱，白蜡封固。择吉虔修，无投不效。

三阴疟疾膏

中气虚衰，湿痰久缠，服药无效者。此膏能行十二经络，追散风寒，祛一切邪气，消周身痰沫。故治一切疟疾，三阴久发，疟母内结，皆可贴之。

常山　槟榔各二两　法半夏　南星　附子各一两　炮姜五钱芥子四两　麻油二斤

如法炼膏，再用白川一两，肉桂、麝香各一钱，共为细末，枣肉为丸，如绿豆大。先将此药一丸填满脐中，次以膏药烘热盖之，不令泄气。忌食鸡、羊、面、蛋，一切发物。

六　神　丸

专治外科大症，各种喉症，一切无名肿毒，痈疽发背，对口疔疮内攻等症，速即服之，无不神效。

西牛黄　廉珠粉各一两四钱　腰黄　蟾酥各二两　当门子　辰砂各一两五钱

上各研极细，除蟾酥，先将五味和匀，再取蟾酥，用高粱酒融化，速法为丸，如芥子大，百草霜为衣。每服十粒，重者加倍，开水送下。

一方加皂角、雄精各三钱。

万应锭一名老鼠屎，因其形似也

川黄连　胡黄连　明乳香　净没药　孩儿茶　生大黄　延胡索各二两　麒麟竭　明天麻　真熊胆各一两　陈京墨四两　自然铜五钱　梅花冰片　原麝香各二分

上药十四味共为细末，用头胎男子乳化熊胆，杵和成锭，如鼠粪样，飞金千叶为衣，密储勿泄气，听用。须治痰火中风，半身不遂，疔毒归心，痔疮，漏疮，喉闭，乳蛾，牙疳，温疹，伤寒，中暑，痢疾，血热，霍乱，瘟毒，黄病，疟疾，牙痛，小儿痘疹，小儿惊风，妇人月经。大人四五分，小儿二三分，俱用凉水送服。一切无名肿毒、臁疮、手疮，俱用醋磨，敷用患处，其效如神。

眼　科

明目地黄丸

治男女肝肾两亏，风邪外乘，热气上攻，畏日羞明，瞳神散大，视物不清，迎风流泪，内生翳障，及时眼之后久不还元，一切目疾。

六味丸一料，加甘菊三两，杞子二两，石决明、白蒺藜。蜜丸五分，水法六分。每服三四钱，淡盐汤送下。

石斛夜光丸

五脏六腑之精气皆注于目，阴阳合而目自明，故治阳衰阴弱，精不上升，以致神水散漫，昏如迷雾，眼花视歧，睛光绿白翳膜遮障，胬肉攀睛，一切虚眼。

人参　茯苓各二两　石斛　生地　熟地各一两　天冬　麦冬各三两　犀角　羚羊　川连　白蒺　枳壳　防风　青葙子　五味各五钱　苁蓉　杞子　山药　菊花　决明　丝子　川芎　杏仁　甘草各七钱

法丸，每服三钱，空心淡盐汤送。

固本还睛丸

此药升水降火，平肝益肾，明目清心，凡远年近日一切目疾，内外翳膜，风火烂眼，目眵多糊，迎风流泪，视物昏花等症，并治之。

人参　茯苓　杞子　熟地各一两五钱　生地二两　麦冬　石

斛　山药　沙蒺　川膝　丝子　决明　菊花　杏双各一两　枳
壳　防风　青葙子各八钱　五味　川芎　炙草各七钱
　　蜜丸。

桑　麻　丸

治男妇肝阴不足，眼目昏花。并治久嗽不愈，肌肤甲错，
麻痹不仁等症。

制首乌三斤　党参　桑叶酒蒸　黑芝麻各一斤　女贞子　白
蒺　滁菊　杞子各十两　熟地八两　当归　牛膝各五两　茯苓二两
五钱　麦冬　五味　蒙花各二两　望月砂　蝉衣　石决明　草决
明各一两

　　蜜丸，每服三钱，空心淡盐汤送下。
　　又方：桑叶十六两，黑芝麻八两，法丸。

明目蒺藜丸

治内外翳障，视物昏花，迎风流泪，怕日羞明，眼边赤烂，
不时举发，天行时眼，久患疯疾，或痒或痛。

白蒺藜十六两　鸡子清十枚

拌炒，谷精草煎汤泛丸，每服三四钱，开水送下。

羊　肝　丸

治肝虚风热，目赤肿痛，内障青盲如云雾，怕火羞明等症。

川连三两　肉桂四钱　人参　麦冬　熟地　杞子　决明　菊
花　胆草　当归　柴胡　羌活　防风　牛膝　川柏　青盐各八钱

羊肝①一具煮烂，加蜜打丸。

扶　桑　丸

治肝肾阴亏，虚风暗动，头目昏晕，麻痹不仁。此药除风湿，润五脏，乌须黑发，明目凉血，久服延年。

桑叶一斤　黑芝麻八两

为末，水法丸，每服三钱，淡盐汤送下。

磁　朱　丸

治瞳神散大如雾中行，昏花已久，内障红丝。兼治耳聋耳鸣，癫痫不寐等证。

磁石　朱砂　神曲各四两

打糊为丸，每服三钱，开水送下。

拨云退翳丸

凡目疾云翳，白膜遮睛，瞳仁昏暗，迎风流泪，隐涩难忍，皆由肝经有热，肺金不清，气怒上攻所致。此丸能平肝清肺，降火滋阴，疏风散热，消磨云翳。

当归　木夕②　甘菊　白蒺藜　蒙花　川芎　荆芥　地骨皮各二两　薄荷　蔓荆子　枳实　花粉　羌活　炙草各一两　川连　龙衣　蝉衣各六钱　川椒一两五钱

蜜丸。每服三钱，清茶送下，功难尽述。忌恼怒、酒色，一切发物。

---

① 羊肝：原作"肝羊"，据文义乙正。
② 木夕：木贼的别名。

滋阴地黄丸

治阴虚木旺，火灼风生，瞳子散大，视物不清。宜养心神，清诸热，凉血疏肝。

人参　黄芩各四两　生地　熟地　天冬各二两　地骨皮　柴胡各一两五钱　当归　枳壳各一两　川连六钱　五味子　炙甘草各五钱

蜜丸，每服三四钱，清茶送下。忌辛热助火之物。

杞菊地黄丸

治男妇形体虚弱，肝肾两亏，眼目昏花，盗汗，潮热，步履无力等症。

六味加杞子、菊花各三两。每服三钱，常服有益。

六　黑　丸

此药平肝滋阴，明目养精，故治一切目疾，无论远年近日，昏睛散光，风热赤烂，无不效验。

望月砂　夜明砂各四两　女贞子　马料豆　黑脂麻各三两　大枣六两

共为末，大枣打烂糊丸，常服益寿延年。

地　芝　丸

肾虚水少，肝虚木旺，火风上炎，精血下竭，故目能远视，不能近视。此丸壮水生血，润肺滋阴，平肝熄风。

天冬　生地各四两　枳壳　菊花各二两

蜜丸。每服三钱，茶清送下。

神效膏滋眼药

专治风火一切目疾，赤肿疼痛。

犀黄　麝香各五分　冰片三分　珍珠　琥珀　熊胆　月石　蕤仁霜　辰砂各一钱　甘石一两　地栗①粉四钱

川连熬膏②，每用人乳调点眼角内，数次即愈。

神效光明眼药

专治云翳山障，胬肉攀睛，迎风流泪，昏花气蒙，风火烂眼，即时消肿止痛。并治七十二种目疾，其效如神。

麝香三分　冰片一钱五分　制甘石一两　地栗粉五钱

研细听用。用时点入眼角内。

神效赛空青

专治七十二种眼疾。

犀黄　月石各二分　麝香五分　廉珠　蕤仁霜各一钱　琥珀　熊胆　海螵蛸各一钱五分　冰片　辰砂各三钱　甘石六两　地栗粉二两

共细粉，用川连汁调，装鹅毛管听用。用时纳入眼眶，遍擦润泽，或以人乳调点亦可。

---

① 地栗：荸荠的别名。
② 熬膏：原作"熬膏调点"。

女　科

调经种子丸

治妇人血虚气滞，腹痛腰酸，经水不调，赤白带下，子宫寒冷不能受孕者。久服阳生阴长，气血温和，即能有子。

熟地八两　杜仲　香附各四两　当归　白芍　阿胶　蕲艾各三两　川芎　黄芩各二两

益母膏为丸，每服三钱，黄酒送下。

女科白凤丹

考白凤丹一方，药品纯良，依方修合，诚女科中之圣药也。能补虚益劳，调经种子。故治妇人骨蒸内热，面黄肌瘦，浊淋带下，子宫寒冷，月事参差，难于生育者。服此则气顺血和，百病皆消，精强力壮，诸虚自痊，自能受孕矣。厥功甚伟，最宜常服。

白丝毛雌鸡一只　川石斛　香青蒿各四两，煎汤煮　人参　北沙参　麦冬　生地　熟地　丹参　白术　茯苓　黄芪　当归　牛膝　秦艽　鳖甲胶　艾叶　地骨皮　川贝　川芎　川连　丹皮　银胡各一两

米糊为丸。

乌骨鸡丸

治妇人羸弱血虚，经水不调，崩漏带下，骨蒸潮热，不能成胎等症。

乌骨白丝毛鸡男雌女雄，一只　北五味一两　熟地四两，二味入鸡腹内，用陈酒童便于砂锅中煮如异顺丸　绵黄芪　蒸於术各三两　茯苓　归身　白芍各二两

五味预为末，同鸡肉杵烂，焙干骨，用酥炙，共为细末，再入下药：

人参三两　丹皮二两　川芎一两

各为细末，和前药中另用干山药末六两，打糊，众手成丸，蜜丸，亦可参汤下，或清滚汤下。

速产兔脑丸

妇人难产，多由用力过猛，故有或逆或横，临盆腹痛，儿不肯下。此丸以至清至香之品，能窜入玄窍，儿感其气，自然下降，如水火济而道成，阴阳和而雨降也。

麝香五分　母丁香二钱五分　乳香五分　活兔脑一具

腊月八日合，每用一粒，开水囫囵咽下，切勿嚼碎，碎则气散矣。

艾附暖宫丸

治女人气血不和，月水愆期，行经作痛，胸胁胀满，腰痛，耳鸣盗汗，潮热，崩漏带下，宫寒不孕等症。

艾叶　当归各三两　香附六两　生地四两　官桂五钱　炙黄芪白芍　萸肉　川芎各二两　川断一两五钱

米醋为丸。

调经益母丸

调经种子之奇方，养血安胎之圣药。

熟地八两　杜仲　香附各四两　蕲艾　川断　当归　白芍
阿胶各三两　川芎　黄芩各二两

为末，加益母膏五两，蜜五两，丸。每服三四钱，开水下。

调经止带丸

妇人带症，必由七情内伤，气血乖乱，以致带脉失司，伤及冲任，或经水不调，病成崩淋之累。或湿热郁蒸，色有赤白之分，轻则孕育之难，重则痨怯之渐。此药专治十二带症，功难尽述。

元参生晒　白芍土炒　杜仲盐炒　茯神辰砂拌　十大功劳子
阿胶蛤粉炒　牡蛎　竹茹各二两　生地晒干　制首乌　乌贼骨漂煅
白螺壳各四两　归身炭酒炒　广橘白盐炒　茜根炭水炒　淡芩水炒
川柏皮炭水炒，各一两　冬术土炒　白薇水炒　川贝　柏子仁水炒
制香附　知母盐炒　天虫炒　枣仁炒，各一两五钱　川芎酒炒，七钱
鸡内金炙脆，八钱　木香煨　川连酒炒，各二钱　甘草梢生晒　砂仁
各四钱　藕节炭　芡实　莲肉各四两

共末，提出藕节、竹茹煎汤，拌蜜四两泛丸如绿豆大。每服二钱，空心将丸烘热吞服，淡盐汤送下。

绂按：此先三叔嘉六公所定方。

九制香附丸

此丸安胎种子，养血调经，健脾胃，开郁结。专治妇人经事不调，赤白带下，气血凝滞，腹痛胸闷，两胁胀满，呕吐恶心，气块血块，胎前产后诸症。

香附十四两　艾四两

春三日，夏一日，秋三日，冬七日。一次酒，二次醋，三

次盐，四次童便，五次小茴香二两，六次益智仁二两，七次丹参二两，八次姜汁，九次莱菔子二两，制如法糊丸，每服三四钱，开水送下。

七制香附丸

治妇人一切月事不调，参前落后，赤白带下，气血凝滞，腹痛胁胀，胎产诸症。

制香附七两　生地　熟地　归身　白芍　益母草各四两　党参一两　茯苓　冬术　黄肉　阿胶　蕲艾　枣仁各二两　川芎三两　天冬二两九钱　黄芩二两五钱　元胡　砂仁各一两五钱　炙草九钱

神曲糊为丸。

四制香附丸

专治妇女经水不调，赤白带下，腹痛胞闭，阴虚气滞，不能生育等症。

香附十六两，一次米泔米，二次童便，三次米醋，四次盐水浸制　熟地　归身　白芍　川芎各四两　白术　陈皮　泽兰各三两　川柏炙草各一两

酒糊为丸。每服三钱，早晚两次，忌食牛肉、莱菔、生冷诸物。

女科八珍丸

治妇人气血虚羸，面黄肌瘦，月事不调，血少经闭，阴虚内热，赤白带下等症。此丸有阴阳调剂之妙。

人参二两　白术三两　茯苓二两　甘草一两　熟地四两　当归

三两　白芍二两　川芎一两五钱

蜜丸，每服三钱，开水送下。

绂按：此方尚脱制香附二两、芜蔚子一两五钱。

千金吉祥丸

《诗》言：维熊维罴①，男子之祥。是方专治妇人血积胞门，或寒凝子宫，致气脉不荣，积年不孕。能补肝活血，助脾肾之正气，久服即蕃衍多子。

天麻　熟地各二两　覆盆子　楮实子各四两　肉桂　五味子
白术　丹皮　川芎　丝子　柳枝　桃花瓣各一两　桃仁百枚

蜜丸，每服五钱，淡盐汤送。

千金保孕丸

治妊妇腰背酸痛，善于小产，服此可免坠胎之患。

川断四两　杜仲八两

山药糊为丸。

绂按：此丸可加炙牛鼻一条，南瓜蒂，几月坠者几枚。尤验。

千金保胎丸

治孕妇腰背疼痛，屡致小产，服此可免坠胎之患。

杜仲姜炒　白术土炒，各二两　当归酒洗　熟地姜炒　川断酒炒
条芩酒炒　香附四制　阿胶蛤粉炒　益母草酒炒，各一两　川芎酒炒
艾叶烧炭　陈皮各五钱　砂仁二钱

---

① 罴（pí 皮）：熊的一种，俗称人熊或马熊。

为末，枣肉和丸如梧子大，米汤送服。

益母毓麟丸

治妇人血气俱虚，经水不调，腹痛腰酸，饮食不甘，瘦弱不孕及赤白带下。

当归　熟地各四两　党参　鹿角霜　白术　茯苓　川断　杜仲　香附　白芍　菟丝子各二两　川芎　川椒　甘草各一两　蜜二十两

丸。

毓　麟　丸

男女媾精，功在阴阳气交。交则神合，神合则化形如露珠之一滴，升于丹鼎之上而为孕。朱子所谓秉于有生之初，《悟真篇》所谓生身受气初者是也。种子之方，自古迄今而欲寓合此意者甚少。此丸填精补髓，妙合阴阳，无刚烈之药，却有至理存也。

党参　白术　茯苓　杜仲　白芍　鹿角霜　川椒各二两　熟地　当归　丝子各四两　川芎　炙甘草各一两

蜜丸。

八珍益母丸

治气血两虚，经水不调，子宫虚冷，腹痛腰酸，胎漏小产，不时寒热，血晕风痉等症。

熟地八两　党参　冬术　茯苓　当归　白芍　川芎各四两炙甘草二两

为末，加益母膏三两，炼蜜为丸，每服四钱，开水送下。

四物益母丸

治妇人经水不调，或经闭不通，干血内热，气滞腹痛。产后瘀露未尽，血块作痛之症。

当归一两五钱　川芎　赤芍　木香各一两

为末，益母膏打丸，每重二钱五分。

神效益母丸

专治妇人胎前产后十八般大病。一应经水不调，久不生育，胎动不安，临产艰难，胎衣不下，血晕不醒，恶露不尽，死胎不下，种种危险之症，及室女月事不调，将成骨蒸劳者，皆宜服之。

益母草十两　生地四两　阿胶三两　白术　香附　当归　白芍　川芎　荆芥　陈皮　郁金　蕲艾　地榆炭各二两　木香一两

蜜丸。

益　母　膏

治妇人停经，干血劳疾。产后恶露未净，发热咳嗽，腹痛膈烦等症。

益母草一斤，煎汁　赤砂糖四两，炒焦

同熬膏，每用开水冲服三四钱。

妇宝胜金丹①

专治妇人经水不调，色淡色瘀，行经腹痛，赤白带下，子

① 妇宝胜金丹：本方即《妇人良方大全》卷二"胜金丸"加熟地、香附。

宫虚冷，久不受孕，癥瘕癖痞，胎前产后一切之患，及半身不遂，中风瘫痪，效验神速。

人参　白术　茯苓　炙草　当归　白芍　熟地　川芎　白米①　肉桂　藁本　白芷　丹皮　没药　元胡　赤石脂各一两香附十五两，一次稻叶，二次童便，三次米醋

蜜丸每重②。每服一丸，温酒化下。

乌贼骨丸

治妇人气血虚弱，赤白带下，月事衰少，肢体羸瘦，恐成痨瘵。此丸能补奇经八脉。

乌贼骨四两　茜草一两

雀卵为丸，每服三钱，鲍鱼汤送。

宁　坤　丸

治胎前羸瘦，腹痛漏经，胎动不安，横逆难产，胞衣不下。产后恶露上冲，或发寒热，不省人事。自汗，血崩，兼理妇女诸般病症。

人参八钱　党参　白术　生地　熟地　鹿茸　茯苓　香附乌药　川芎　橘红各二两　阿胶　琥珀　苏叶　木香　黄芩各一两　沉香二钱　牛膝八钱　小胡麻　生甘草各六钱　益母膏六两

白蜜打丸，每丸干重二钱，蜡封，照引服。

固　经　丸

治经行不止，及崩中漏下，紫黑成块。

---

① 白米：《妇人良方大全》作"白薇"。
② 蜜丸每重：疑有脱文。《妇人良方大全》作"蜜丸如弹子大"。

龟板四两　白芍一两五钱　椿根　黄芩　黄柏各三两

酒泛丸，每服三钱，开水送下。

葱　白　丸

治女人受寒，气郁腹痛，经闭等症。

熟地四两　当归　白芍　川楝子　肉桂各二两　茯苓三两
厚朴　枳壳　神曲　麦芽　川芎　青皮各一两五钱　三棱　蓬术
各一两　干姜　大茴　木香各七钱

葱白汁泛丸，每服三钱，开水送下，神效。

启　宫　丸

治妇人子宫脂满，体肥力弱，湿痰内阻，气血壅塞，久不
受胎者。

香附　白术　川芎　橘红各一两　茯苓　半夏曲　神曲各五
钱　甘草二钱

神曲糊为丸，每服四钱。

女金丹即金不换

治妇人子宫虚冷，不能受孕，带浊，血崩，产后腹痛，吐
逆。子死腹中，气满烦闷，月水不通。痢疾，消渴，败血上冲，
血晕血泄等症。

制香附七两五钱　党参　白术　茯苓　炙草　肉桂　川芎
当归　白芍　丹皮　藁本　白芷　元胡　没药　赤石脂各五钱。

蜜大丸。

当归养血丸

治妇人经水不调，赤白带下，子宫寒冷，久不受孕等症。

当归　白芍　茯苓　黄芪　香附　阿胶各三两　生地八两
白术　杜仲各四两　丹皮二两
　　蜜丸。

四　物　丸

专治妇人血虚营弱，经带等症。
　　当归三两　白芍二两　生地三两　川芎一两五钱
为末，蜜丸。

四　红　丸

治崩漏下血不止，血败带淋，面黄肌瘦，饮食不思，骨节
酸痛，凡诸血证，无不神效。
　　当归　阿胶各四两　蒲黄　血余各二两
阿胶烊化，为丸。

乌　金　丸

治月水不调，崩漏淋带，孕育不成，血凝气滞，癥瘕疼痛，
经枯血闭，一切胎前产后等症。
　　大黄　香附各四两　当归三两　元胡　蓬术　乌药　桃仁
天虫煅，存性　灵脂各一两　官桂　乳香　没药　木香各五钱　益
母草二两
　　为末，黑豆一升，苏木四两，红花二两，三味煎胶和为丸。
每服一丸，随病轻重加减，开水送下。

逍　遥　散

治血虚肝燥，骨蒸劳热，咳嗽胁痛，寒热往来，口干便涩，

经水不调等症。

白术　茯苓　当归　白芍　柴胡各一两　薄荷　炙草各五钱

姜汤法丸，开水调下三钱。

回　生　丹

治妇人经产诸疾。

生军　黑豆各一斤　人参　姜黄各二两　茅术　茯苓　当归　香附　川芎　桃仁各一两　地榆　广皮　白芍各五两　良姜四两　熟地　蒲黄　蓬术　红花　没药　苏木　益母膏各三两　乌药二两五钱　乳香　青皮　木瓜各三钱　元胡二钱　莫肉　牛膝　广木香　五灵脂　三棱　甘草各五钱

共为末，蜜丸，每重二钱七分，蜡封。临产人参汤送，桂圆汤亦可；瘀露未净，益母草汤送；寒热腹痛，砂仁汤送；胎衣不下，人参汤送；血晕冲逆，童便送；月闭不通，陈酒送；干血劳疾，枸杞子汤送。

人参回生丹

治妇人素体虚弱，经产诸疾，汙秽未净，及一切寒热疼痛，死胎不下，瘀血冲逆等症。

人参二两　白术三两　茅术　茯苓　熟地　当归　川芎　香附　元胡　羌活　桃仁霜　牛膝　蒲黄各一两　木瓜　秋葵　乳香各三钱　没药二钱　乌药二两五钱　良姜　木香　青皮各四钱　莫肉　白芍　橘红　三棱　五灵脂　地榆　炙草　马鞭草各五钱　益母草二两　黑豆衣三升

上共晒干，先用米醋九斤和大黄末一斤，黑豆汁、红花三两，酒煎汁，苏木三两，水煎汁，同熬膏，加蜜打丸，每重二钱七八分，每服一丸。

玉液金丹

此丹是异传济世妇科灵丹，无论胎前产后诸疾，真有起死回生之功。

人参二两　黄芪　生地　归身　苁蓉　枳壳　黄芩各一两二钱　丹参四两二钱　香附　杜仲　阿胶各二两六钱　麦冬　川芎各二两五钱　丝子三两二钱　川贝　沙苑子　生甘草各二两二钱　苏叶二两四钱　橘红　白芍　沉香各一两六钱　川朴一两五钱　琥珀　於术　血余炭　木香各八钱五分　羌活　楂肉　腹皮各八钱四分　川断六钱四分　蕲艾六钱七分　山药四钱三分　茯苓　莲子　益母草各六两四钱　砂仁二两九钱

共药三十六味，配准分两，虔诚斋戒，修合白蜜八十两，打和为丸。干重二钱，辰砂为衣，白蜡封固，每服一丸。经水不调，月季花煎汤送；痛经倒经，郁金煎汤送；肝胃气痛，路路通煎汤送；经闭验胎，疑似之间，川芎煎汤送，微动即是；平居忽然眩冒，身不动摇，此名血厥，白薇煎汤送；憔悴困倦，发热多汗，此名血风劳，防风煎汤送；淋浊带下，醋炙贯仲①煎汤送；血崩不止，童便化下；胎动不安，一切胎疾，砂仁煎汤送；临产交骨不开用炙龟板，横生逆产用炒食盐，胞衣不下用牛膝煎汤送；产后感冒用荆芥，恶露不行、瘀痛等症用益母草煎汤送。余俱用开水送。

胎产金丹

此丹专治妇人胎前产后诸恙百病，及子宫寒冷，艰于受孕，

---

① 贯仲：贯众的别名。

并治红白淋带，疼痛经停，参前落后，行经腹痛，腰酸无力，皆宜服之，无不奏效。

党参二两五钱　生地　香附　鳖甲各四两　白术　白薇　当归　川芎　丹皮　黄芩　元胡　蕲艾　青蒿　乳香　赤石脂　益母草各二两　茯苓　五味　血琥珀　藁本各一两　安桂　白芍　甘草各一两五钱　沉香五钱

研匀，炼蜜为丸，每重二钱，辰砂为衣，蜡封口。

参茸养元膏

此膏助元阳，补精髓，通血脉，镇玉池，养气保元，种子毓麟。待妇女经后去膏，则可成孕。并治五劳七伤，诸虚百损，腰膝疼痛，半身不遂，膀胱疝气，带浊淋沥，阴痿不起，其效如神。

甘草二两　牛膝一两　鹿茸　生地　熟地　淡苁蓉　菟丝子　川附　川断　麦冬　远志　蛇床子　虎骨　精珠　宵花各八钱　方八①　木香各二钱

用麻油二斤煎之，再入安桂八钱，乳香、赤石脂各四钱，阳起石五钱，龙骨三钱，公丁香、沉香、鸦片各二钱，倭硫四两，松香、黄蜡各六两。

为末收膏，摊贴脐下或腰眼间，每帖月余再换。

绂按：精珠即穿山甲，方八即番木鳖。

妇科大黄䗪虫丸

治产妇腹痛，瘀积未久，营卫经络虽有干血留滞，未必固

---

① 方八：马钱子的别名。

结坚牢，宜以此丸行其瘀，润其血，便可奏效。

生军二两五钱　生地十两　白芍四两　黄芩二两　干漆一两
甘草三两　杏仁　桃仁　䗪虫　脐螬　水蛭　虻虫各一升

猪血拌炙，蜜丸，每服三钱，温酒送下。

绶按：此丸不可轻试。

女科柏子仁丸

治血虚有火，月经耗损，渐至不通，肌体羸瘦而生潮热，
将成干血痨也。

柏子霜　卷柏　牛膝各五钱　熟地　川断各一两　泽兰二两

蜜丸，每服三钱，米饮送下。

秘制白带丸

专治妇女月水不调，赤白带下，诸虚百损，面黄肌瘦。此
药养血调经，敛带保神，女科之圣药也。

海淡菜　豆腐滞　红枣　糯米　白米

等分。将红枣煮合为末，水法丸。

愈　带　丸

治妇人冲任不固，带脉失司，赤白带下，经浊淋漓等症。

熟地四两　白芍五两　当归三两　川柏　良姜各二两　川芎一
两　椿根皮十五两

米饮糊丸。

椿根皮丸①

治妇人热胜于湿，带下淋漓，虚而不禁者。此丸不寒不燥，功在清湿固下。

椿根皮一两　白芍　良姜各五钱　川柏三钱

共末，蜜丸。

绂按：此方与下固下丸重出。

固　下　丸

此丸苦燥湿，寒胜热，涩固下。专治妇人阴虚体瘦，营气不升，卫气下陷，湿热注于下焦奇经，遂成赤白淋带，久则困倦乏力，甚至不能受孕等症。

椿根皮十两　白芍五两　川柏　良姜各三两

糯米糊为丸。

洗面玉容丸

治面貌粗涩，多生黑點，粉刺雀斑，肺风酒刺，及肌肤搔痒，不能光泽。此丸能润颜悦色。

檀香　甘松　山奈　细辛　藁本　白芷　白蔹　白芨　陀僧　僵蚕　天麻　防风　荆芥　羌活　独活　山栀　菊花　枯矾　川椒各一钱　红枣七枚

共末，用肥皂一斤去核捶作丸，秋冬加生蜜五钱，早晚擦洗，大妙。

---

① 椿根皮丸：此方与《医学纲目》樗皮丸、《摄生众妙方》樗树根丸、《李氏医鉴》固下丸等的药物组成相同，但用量略有不同。

擦牙清齿粉

青盐一两　　石膏二两　　火硝五分　　冰片一分

同碾细末。

幼 科

肥 儿 丸

治小儿脾虚疳积，面黄体瘦，大腹膨胀，一切积滞。此丸杀虫退热。

白术　茯苓　山药　连翘　神曲　枳实　楂肉　莲子　扁豆　麦芽　谷芽　五谷虫各一两　香附　陈皮　地骨皮各八钱　青皮　米仁各六钱　党参　银胡　川朴　泽泻　砂仁各五钱　木香二钱

蜜丸，每服三钱，米饮送下。

寸 金 丹

治霍乱吐泻，外感风寒，胸膈饱闷，红白痢疾，伤食疟疾，小儿急慢惊风，一切感冒杂症。

前胡　苏叶　川朴　薄荷　苍术　陈皮　茯苓　枳壳　半夏　防风　白芷　火香　木香　香附　乌药　川芎　神曲　甘草　草果　砂仁各四两　檀香三两　羌活一两五钱　豆蔻二两

姜汁为丸，淡姜汤化服一丸。

万 应 散

一名万亿丸，京都发售，每分纹银一钱，珍贵无比。
专治婴孩诸疾，厥闭气绝，但得下咽，立可回生。
江子仁[①]拣选色白不油，去尽衣膜及心，隔棉纸压净油，纸取霜，一

---

① 江子仁：巴豆的别名。

　　共研极细，每服一耳挖子，凉开水冲下，不可多服。

　　绂按：修合是散，全在耐性，将江子仁内之油多用棉纸夹压极尽，则应效亦速。油不去净，万不可用也。

惊风夺命丹

　　西牛黄　雄黄　天虫焙　全蝎去毒　明天麻各五分　珍珠粉二分　血珀　原麝各三分　天竺黄　蜈蚣制，各一分　防风酒炒白芷各二分半　蝉蜕焙，一分半　青礞石一钱二分　陈胆星二钱　辰砂一钱

　　如法制成细末，用粉甘草浓汁量加炼蜜为丸，金箔为衣，每服一丸，钩藤薄荷汤化下。

　　绂按：余家配合治人，无不应效，曾传乡间。用石决明五钱，黄芩五分，黄连五分，以代珠黄二味，亦颇应验。可见药亦不取珍贵也。

婴婗①至宝丹又名小牛黄丸

　　治小儿风热惊痫厥逆等症。

　　川连猪胆汁拌炒　菖蒲各一钱五分　天麻煨　天虫炒　橘红　茯神　远志　胆星　荆芥各三钱　桔梗　蝉蜕　半夏　郁金　防风各二钱　全蝎　甘草各一钱　薄荷四钱　枳壳　酒军各五钱　石决明煅，七钱

　　共末，用钩藤一两五钱，煎汤加赤糖五钱，熬稠和丸，每

---

　　① 婴婗（yī ní 医泥）：婴儿，幼年时期。《释名》："人始生曰婴婗。婴，是也，言是人也。婗，其啼声。"

料均分一百五十丸，辰砂金箔为衣，每服一丸。寒症淡姜汤、热症钩藤薄荷汤化服。

人参抱龙丸[①]古吴王晋三先生秘授

治小儿痉厥，大人癫痫。

人参二钱五分　草河车三钱五分　琥珀五钱　辰砂三钱　雄精七钱，先用麻油煎一周时，再用水萝卜汁同煮　天竺黄七钱　胆星二两一钱炒天虫四钱　全蝎三钱，漂研，用石榴一枚挖空，酒调蝎末填入盖定，文火徐熬成膏，候冷用　茯神一两　牛黄一钱　当门子五分

蒸研和丸，金箔为衣，如芡实大，每服一丸，灯心钩藤薄荷汤化下。

牛黄抱龙丸

治男妇中风，痰迷心窍，神昏谵语，手足拘挛，疯癫狂乱，四时疫疠，邪热烦躁。并治小儿急慢惊风，痧疹欲出，发搐等症。

牛黄二钱　胆星二两　雄黄八钱　麝香五分　琥珀　全蝎　天虫各五钱　竺黄七钱　菖蒲七钱五分　辰砂三钱

胆星化汁，或竹沥姜汁为丸，如芡实大，金箔为衣。每服一二丸，钩藤汤下。

十全抱龙丸

治小儿内热，潮热，神志不安，咳嗽痰喘，急慢惊风，夜啼发搐，呕吐乳食等症。

---

① 人参抱龙丸：即《绛雪园古方选注》之抱龙丸加人参、草河车。

琥珀七钱　茯苓　山药　枳壳　月石　竺黄　甘草　辰砂各一两　腰黄　胆星　沉香各五钱　原麝五分

共末，炼蜜和丸，如芡实大，金箔为衣，蜡壳封固。每服一丸，钩藤或薄荷灯心汤送下。

琥珀抱龙丸

治小儿邪热，风痰壅盛，烦躁惊悸，关窍不利，惊风厥闭等症。

琥珀七钱　麝香一钱　腰黄四钱　天虫　川贝　沉香各五钱　茯苓　枳壳　竺黄　胆星　甘草　辰砂各一两

蜜丸，辰砂为衣。每服一丸，薄荷汤化下。

小儿化痰丸

治婴孩伤风伤寒，惊风气喘，潮热，痰壅，大便热结等症。

竺黄六钱　天麻　薄荷各一钱五分　南星二钱　天虫　川贝各四钱　橘红　半夏　桔梗　花粉各三钱　菖蒲一钱

蜜丸，辰砂为衣。

五福化毒丹

治小儿胎毒积热，头面生疮，咽喉肿痛，余毒上攻，口出臭涎等症。

犀角　元参　薄荷　桔梗　银花　大黄　青黛　甘草各一两　川连五钱

蜜丸，辰砂为衣。每服一丸，薄荷汤送下。

五色兑金丸①

治小儿五疳食积，急慢惊风，腹膨泄泻，虫痛，血结，大便五色，小便如泔。头疼身热，面黄体瘦，发落毛焦，眼生翳膜，好食泥炭生物，腹痛，痞块等症。

青黛　大黄　雄黄　黑丑　白丑　滑石各二两　胡连　胆星　神曲各五钱　川连三钱　石膏一两　干蟾三只

泛丸五色。一岁每服五丸，按岁加增，病愈即止，不宜多服。忌生冷油腻，鱼腥面豆等物。

秘制珍珠丸

治小儿急慢惊风，痰迷心窍，夜卧惊悸，烦躁不安等症。此方出自秘制，药品贵重，幼科诸症屡验。

珍珠　竺黄各五钱　琥珀　银胡各三钱　犀黄　木香　雷丸各五分　南星四钱　胡连一钱五分　槟榔七钱　鸡内金一两　金箔五十叶

蜜丸，辰砂为衣。七岁以下每岁一丸，惊风加倍，男妇大人量症轻重，至三十丸为则，日服三次。忌食生冷、鱼腥、油面、诸蛋。孕妇忌服。

犀角解毒丸

专治小儿初生，胞胎积热，及痘瘄②余毒未消，变生疮疖。并一切口破舌痛，惊痫疳热，鹅口马牙等症。

犀角　生地　川连　当归　荆芥　防风　大力子各一两　赤

---

① 五色兑金丸：为《种福堂公选良方》卷四"兑金丸"之异名。
② 瘄（cù促）：原意为疹子，此处指麻疹。

芎　黄芩　桔梗各七钱　连翘　薄荷各五钱　甘草三钱

　　蜜丸，重八分。月内婴儿服半丸，月外及五六岁全用灯心汤送下。

金蟾丸

　　治小儿疳积腹胀，食积面黄，不思饮食，发热烦渴，肌体瘦弱，并一切泻痢之症。

　　人参　川连各三钱　於术一两五钱　山药　陈皮各一两　茯苓　建曲　神曲各七钱　胡连　川朴　泽泻　槟榔　肉果各五钱　银胡　山楂各一钱五分　川芎　青皮　蓬术　使君子　甘草　干蟾各二钱

　　蜜丸。每服一丸，米饮送下。

使君子丸

　　治五疳，蛔虫，脾胃不和，心腹胀痛，食少体瘦，喜食茶米、泥土诸物。

　　使君子　南星　槟榔各一两

　　蜜丸，每重五分，每服一丸，清晨砂糖汤送下。

消疳口丸

　　治小儿肚大筋青，身热肌瘦，牙疳口臭等症，无不神效。

　　党参　使君肉　胡连　枳实　广皮各二两　山楂八两　青皮　蓬术　芦荟　青黛各一两　神曲　芜荑各一两二钱

　　蜜丸大颗。

太和丸

　　治小儿内伤乳食，呕吐腹胀，及一切外感风寒，头痛发热等症。

苏叶　苍术　香附　川芎　羌活　广皮　枳壳　山楂　神曲　甘草　麦芽

蜜大丸。

九味芦荟丸

治小儿肝脾不和，疳积发热，大便不调，小溲如泔，或生瘰疬结核，耳内生疮，牙腮蚀烂，以致眼目翳障等症。

鹤虱四两　黄连　胡连　青皮　雷丸　芜荑各一两　芦荟四钱

蒸饼糊丸。

八珍糕

此糕健脾开胃，和中利湿，固本培元，补气消积。故治小儿疳膨食滞，面黄肌瘦等症，其效如神。

白茯苓　怀山药　生米仁　白扁豆　建莲　芡实各一斤　使君子五两　砂仁四两　糯米　白米各一斗五升

蒸糕。

绂按：一方有五谷虫。

秘制饭灰

专治大人小儿风寒食积，头痛发热，二便皆秘，脘痞饱胀，嗳腐吞酸，不思饮食等症。小儿①泻痢疾，腹胀疳瘦，虫积亦治。

---

① 儿：原脱，据文义补。

制川朴　炮姜炭　地骨皮各八两　焦苍术　半夏　青皮　藿香　桂枝　防风　葛根　荆芥　枳实炒　槟榔　薄荷　砂仁　炙草　使君子炒　白芍炒，各六两　公丁香忌火　瓜蒌霜　木香忌火　升麻炙　抚芎　羌活　秦艽　草果煨，各四两　紫苏　桔梗炒，各五两　茯苓　米仁炒，各十二两　陈皮炒　六神曲炒　焦楂肉　麦芽炒，各十六两　鸡内金不落水，一百个　陈廪米一百六十两，炒焦，另磨

上为细末，与炒米粉拌和。每服三钱至五钱，煎服或开水调服亦可小儿怕苦，少加冰糖。

绂按：此药江南药肆有预制出售，价廉而效广者也。

启 脾 丸

治小儿诸病之后，脾虚胃弱，面黄肌瘦，身热神倦，用此以补元气，诸病渐除。

党参　茯苓　山药　冬术　泽泻　莲子各四两　广皮　楂炭　炙草各二两

为末，蜜丸。

万病回春丹 广东钱澍田先生传

治小儿一切异症。

犀黄　麝香　冰片各三钱　雄黄　白附子　天麻　全蝎　天虫　羌活　防风　辰砂各一两二钱　蛇含石三两　胆星　钩藤各八两　川贝　竺黄　甘草各四两

蜜丸，金箔为衣，每蜡丸内五粒。数月小儿至一二岁每服一粒，三四岁每服三粒，十岁以五粒为度。急慢惊风，发搐瘛疭，伤寒邪热，瘛疹烦躁，痰喘气急，五痫痰厥，痰涎壅滞，钩藤薄

荷汤下；夜嗁①，吐乳腹痛，开水下，饮乳小儿即化搽乳上，令其吮服更便；新久疟疾，寒热往来，临夜发热，用河井水各半，煎柴胡黄芩汤下；赤痢，山楂地榆汤下；白痢，陈皮山楂汤下；水泻，茯苓山楂汤下。

此丹功回造化，凡遇小儿，稍不自在，即掐碎一粒，安放脐内，再将万应如意膏盖之，轻病若失矣。治大人痰涎壅聚，每服十粒，姜汤下。

四 圣 散

治小儿痘毒，百病能化，先天蕴毒，大有神功。

紫草 枳壳 木通 甘草

各等分为末，水法丸，每服一分，开水下。

五疳保童丸

治小儿虫积腹痛，疳膨食滞等症。

熊胆五分，研入 麝香三分，研入 黄连五钱 苦楝根皮 生川楝 青黛 芦荟 芜荑 龙胆草 干蟾去皮骨，炙 蝉蜕 夜明砂各二两

为末，粟米糊丸，如麻子大。一岁儿二十丸，饭饮下二三服。

应验消虫药

专治腹内有虫，一切虫。并治小儿腹膨虫积。

---

① 嗁（tí 啼）：同"啼"。《说文·口部》："嗁，号也。"段注："嗁，俗作啼。"

秘制如糖，小儿易服。

绂按：此必洋人花塔饼，一名疳积糖。每服一丸，至次日，其虫自能便出。轻则服一二丸，重则服四五丸为止。按每日服一丸，月初服。虫去之后，必须调理脾胃之剂，并忌生冷，庶免再萌。

暖　脐　膏①

此膏治小儿初生断脐之后，用以封脐，使暖气入腹，不独外御风寒，且可免脐风、惊风诸恙。

小儿钓惊药

治慢脾。

白胡椒七粒　　生栀子七枚　　葱白七枚　　飞面②一撮

鸡子清调匀，青布摊贴一昼夜，有青黑色即愈。如未愈，再钓亦可。

绂按：寻常钓惊药只栀子、桃仁、飞面，鸡子清调，贴手足心。

---

① 暖脐膏：药物组成原缺。
② 飞面：即飞罗面、小麦面，指磨面粉时飞落下来混有尘土的面粉。

外　科

梅花点舌丹

主治外疡肿毒，痈疽发背，疔疮恶症，红肿疼痛初起。并治山岚障气，时疫痧胀。

熊胆　珍珠　麝香　冰片各一钱　血竭　没药　雄黄　月石各三钱　西黄　蟾酥　黄连　沉香　荜茇　梅花瓣各二钱

加人乳烊化为丸，金箔为衣。内服一丸，好酒化下。外治外敷。

飞龙夺命丹

治一切疔疮恶症，痈疽初发，或发而黑陷，毒气内攻者。

冰片　轻粉各五分　雄黄　月石　寒水石　乳香　没药　蟾酥各二钱　蜈蚣一条　血竭　枯矾　辰砂各一钱

蜗牛打烂和丸，辰砂为衣，用葱数寸，患者嚼烂裹三丸于内，好酒送下，醉卧为妙。在上部食后服，下部食前服。忌油腻、鱼肉荤腥诸物。

立马回疔丹

疔疮误医失治，以致疮毒走散，是走黄险症也。急用此药。

金顶砒　麝香各一钱　乳香六分　蜈蚣一条　蟾酥　雄黄　硇砂　轻粉　白丁香各一钱　辰砂二钱

糊丸如麦子大，插入患口，无不效验。

保安万灵丹

治痈疽疔毒封口，发颐，风湿风温，湿痰流注，附骨阴疽，鹤膝风痛。左瘫右痪，口眼㖞斜，半身不遂，气血凝滞，遍身走痛，步履牵掣。一切无名肿毒，破伤风，牙关紧闭等症。

茅术八两　当归　首乌　雄黄　天麻　麻黄　细辛　川芎荆芥　羌活　防风　全蝎　川乌　草乌　石斛　甘草各一两

蜜丸，辰砂为衣。每服一丸，黄酒送下，得汗即解，无不应验。

黎峒丸

此丸去瘀生新，续筋接骨，疏风活络，宣气行血，消肿解毒。故治一切损伤中风，一切外科痈疽及妇人经水不调，小儿急慢惊风。

犀黄　冰片　麝香各五钱　雄黄二两　阿魏　血竭　儿茶山漆　乳香　没药　大黄　竺黄　藤黄①各四两

用羊血、豆腐同煮，蜜丸，重五分。内服酒磨，外用茶敷。

外科蟾酥丸

治诸般恶毒，疔疮起发，势甚者寒热相争，口渴便闭，毒气壅塞，不能宣通。宜服此丸，乃疮疡肿毒之圣药也。

麝香五钱　蟾酥　腰黄　没药　胆矾　枯矾　铜绿　辰砂寒水石各一两

① 藤黄：藤黄树皮渗出的黄色树脂经炼制而成。性寒，有毒，功能止血化毒，敛疮，杀虫。亦常用作绘画用的黄色颜料。

酒化蟾酥为丸，内服用葱酒送，吞五六厘。外用化敷，重者针刺，将药嵌入疮内，立能自消化毒。

蜡矾丸

治疔毒，痈疽，发背，一切恶疮初起。恐毒气内攻，预服此丸，护膜托里，兼治蛇毒虫犬所伤。

黄蜡八两　明矾四两

将蜡烊化，候冷，入矾和丸，开水送服。

琥珀蜡矾丸

治一切痈疽，诸毒初起者，宜预服之，不致毒气内攻。此丸能护膜护心，兼能活血解毒。

琥珀　乳石各三钱　黄蜡　白蜡各一两　雄黄　辰砂各一钱

蜡烊化为丸，食后开水送服。

七厘散

专治跌打坠压，一切损伤，闪腰挫气，筋骨疼痛，瘀血凝结等症。

麝香　冰片各一分二厘　血竭一两　红花　儿茶各一钱五分　乳香　没药各一钱七分　辰砂一钱二分

为末，每服七厘，陈酒送下。如血出不止，即以此散掺之悬固，自能血止定痛。

损伤回生散

治跌扑损伤，筋断骨折如神。

䗪虫京都象房所产最佳，酒炙，五钱　自然铜醋煅，淬，三钱　乳

香去油　没药去油　辰砂水飞　箬竭①　巴霜去壳及心膜，纸裹，压去油，各二钱　原麝三分，后下

共研细末。每服一钱五分，黄酒、童便对冲调服。

绂按：此方豫章彭氏所传，无没药，只七味。吾郡汤解元御龙所传，有半两钱、狗胎骨二味，尤为效验。真仙方也！

五　虎　散

治跌扑损伤，活血定痛。

当归　红花　白芷　防风　南星

等分，共研细末。热黄酒调服三钱，重者加倍一方无白芷，亦效。

玉　真　散

治跌扑金刃损伤，破伤风等症。内服外敷皆妙。

生白附子十二两　白芷　南星　防风　天麻　羌活各二两

生晒研末，蜜贮听用。每服三五钱，童便、黄酒炖热调下。

三黄宝蜡丸

专治跌打损伤，闪腰挫气，瘀血凝结，酸痛难忍。或被车马之伤，或受蛇虫之毒，或男子努力成痨，妇人经水不通，胞衣不下，恶露上攻，瘀血闷乱，或打破伤风，或半身不遂等症。

琥珀　麝香　水银　乳香各三两　血竭　刘寄奴　天竺黄各三两　雄黄　大戟　儿茶各二两　归尾一两五钱　朴硝一两　藤黄四两

---

①　箬竭：即血竭外用竹箬包裹者。

共末，用黄蜡二十四两烊化入药末合汤，拌匀成丸，每服轻者一丸，重者二丸。陈酒化下，尽醉避风盖暖，立愈。外敷，香油磨化。不可见火，忌一切发物。

一　笔　消

治痈疽发背，五疔毒疮，对口搭手，诸般无名肿毒。

大黄二两　雄黄　藤黄各一两　蟾酥五钱　木香一钱　乳香　没药　白矾各三钱

蜗牛为丸，米醋磨敷患上。

一　粒　珠

专治一切无名肿毒，痈疽发背，流注流痰，附骨阴疽等症。兼治小儿惊风，此丹药味贵重，峻利非凡，外科小症，幸勿轻用。

珍珠　犀黄各三钱　麝香　冰片　雄黄　辰砂各四钱　炒甲片十六两　蟾酥一钱二分

共末，酥化为丸，每重三分，用蜡封口。每服一丸，人乳化开，陈酒冲服。暖卧避风。小儿一丸，均两次化服，钩藤橘红煎汤送下。

珠　黄　散

治咽喉疼痛，口疳糜腐，牙癣出血，小儿胎毒诸症。或吹或服，能清热平疳，化痰解毒，清咽利膈。外疡不能收敛，掺之即生肌止痛，去腐生新。

珍珠　犀黄

等分，为极细末听用。

锡 类 散

尤氏《金匮翼》云：一人无子，施此药数年，连育宁馨儿，故取《葩经》① 句以名之焉。

治烂喉丹痧重症，兼治喉痹乳蛾等证属虚者宜之。

牛黄五分　珠粉一钱　青黛六钱　象牙三钱，焙　人指甲五分，炙脆　壁蟢窠土泥墙上者佳，焙存性，二百个　龙脑香五分

共研细末，瓷罐密收，吹点。

籯 金② 丹

治喉癣，由阴虚火炽而成者，兼疗虚寒喉痹，天白蚁。

鹅管石　硼砂煅，各三钱　雄精　炒天虫各二钱　人指甲煅，五钱　冰片七分

同研极细，密收，吹点。

碧 霞 丹

治风火上郁，咽喉糜痛等症。牙痛亦可敷擦。

飞青黛　硼砂　人中白煅　元明粉　儿茶　薄荷叶　川连　山豆根　天虫　马勃　胆星　金果榄各五钱　大梅片一钱五分

共研至无声，瓷瓶密收。吹点。

绂按：此方如有青鱼胆，不拘多少，拌以明矾及人指甲炙脆同研，则尤见功效。青黛后下见色。

---

① 葩经：《诗经》别名。出《进学解》：《诗》正而葩。后因称《诗经》为《葩经》。

② 籯（yíng 迎）金：即一籯之金，古人常用籯存放贵重财物，后用以喻指财富。籯，竹笼。出自《汉书·韦贤传》："遗子黄金满籯，不如一经。"

内消瘰疬丸

治男妇忧思郁怒，积于肝胃两经，致生瘰疬乳岩诸毒。此丸能开郁清热，消肿涤痰。

元参　连翘　当归　制军　花粉各三两　生地　海石粉各四两　薄荷　白蔹　川贝各二两　朴消　青盐　生甘草各一两　夏枯草四两

煎汤泛丸。每服四五钱，开水送下。

瘰疬疏肝丸

缪仲淳治忧思郁怒，气积于肝胃两经，而成瘰疬乳岩等症。是方解郁结，清血热，涤痰火，消肿毒。

昆布四两　海石　川贝　牡蛎各二两　天葵子五钱

共细末，夏枯草汤法丸。

小　金　丹

专治瘰疬痰核，乳岩，横痃①流注等症。未成即消，已成即溃。并杜流走窜生之患。

麝香三钱　墨炭一钱五分　乳香　没药　归身各七钱五分　草乌　木鳖　白胶香　地龙　五灵脂各一两五钱

共末，曲糊丸，每丸湿重五分，辰砂为衣。每服一丸，早晚温酒送服，被盖出汗为度。

---

① 横痃：病名，又称便毒，指梅毒发于腹股沟者。症见初期形如杏核，渐大如鹅卵，坚硬木痛，红肿灼热，或微热不红。穿溃后流脓液，不易收口，称为"鱼口"。一说生于左侧为鱼口，右侧为便毒。

圣灵解毒丸

专治广疮，杨梅结毒，横痃，下疳，沿途坑毒，一切无名肿毒，日久内陷，以致遍身斑点，或如脓窠癞癣，头面破溃，不堪形状等症，屡试屡验。

犀黄一钱 珍珠 滴乳石各五钱 琥珀 川连各一两 雄黄四两 银花 木通 胆草 滑石 杏仁各六两 甘草 僵蚕 甲片各三两

为末，土茯苓二十斤煎胶，面粉六两为丸。不惜重资，诚心虔制，服之神效，功难尽述。

九 龙 丹

专治鱼口便毒，骑马痈，横痃初起未成脓者，服之神效。

血竭 儿茶 乳香 没药 木香 巴豆霜各一两

生蜜为丸，每服九丸，空心热酒送下。

珍珠八宝丹

专治金疮刀疮，跌扑损伤，或一切疮毒，久不收口。立能止血定痛，生肌长肉，收功之圣药也。

珍珠 象皮 冰片 乳香 没药 鸡内金各三钱 生龙骨 赤石脂各二两 血竭 轻粉各四钱 铅粉一两 辰砂二钱

共为末，掺患处。

醒 消 丸

主治一切无名肿毒，焮红作痛，发背痰痈，毒气内攻等症。

犀黄五分 麝香一钱五分 腰黄五钱 乳香 没药各一两

为末，黄米饭打烂作丸，温酒送服，微醉出汗为妙。酒醒乃消，其效如神。惟阳症红肿者可用，阴疽色白者忌服。

一　粒　笑

治风火虫牙痛，及牙根浮肿，立止。

麝香五分　蟾酥一钱　乳香　没药各三钱

为末，蟾酥作丸，如白芥子大。用置患处，待化。如虚火牙痛，兼服知柏八味丸，老人兼服还少丹。

神效癣药

专治阴阳顽癣，无论远年近日，诸般癣疮。

斑蝥五钱　百部二两　槟榔　土荆皮　枫子肉　白及　川椒各一两

烧酒浸透，每日用鹅毛搽敷七八次即愈，擦之亦可。其效如神。

绂按：治蛇皮风癣，用硫黄、樟脑、陀僧研细，麻油调和，布包擦之，每日吃生长生果，一百二十日全愈。

一　扫　光

苦参　雄黄各一两六钱　烟胶三两　枯矾　木鳖　川椒　大枫肉　蛇床　潮脑　硫黄　明矾　水银　轻粉各二两　白信五钱

研细，猪油调擦。

仙　拈　散

治男女风湿皮蛀，浸淫流水，痒疮。

寒水石　飞滑石　白芷晒　白藓皮炒　百部炒，各三两　炙

鳖甲五两　蛇床子炒　地肤子炒　白薇炒，各四两　生大黄酒炒，五
两　樟脑临用时加少许同研

共为末，麻油调搽。

松黄散一名桃花散

治黄水疮极效。

松香葱制　漳丹①　官粉　枯矾

等分，研敷。

腊梨头②药

独核肥皂每个填入赤砂糖，巴豆二粒，扎紧，盐泥固，煅为末

加槟榔、轻粉各五分，香油调搽。

铁　井　栏

专围痈疽发背，疔疮，一切等症。

芙蓉叶重阳前采取，晒　苍耳草端午前采，烧存性

共研细，蜜水调敷。

消痞狗皮膏

专治一切气痰痞块，癥瘕血块，积聚腹胀疼痛等症。

三棱　蓬术　米仁　山栀　秦艽各一两五钱　黄连四钱　大
黄　当归各九钱　甲片四十片　全蝎四十只　木鳖二十个　巴豆十粒

上用麻油一百二十斤，煎枯去滓后，下黄丹五十二两收膏，

---

①　漳丹：黄丹的别名。
②　腊梨头：即秃头疮，俗称癞痢头、腊梨头。

加入阿魏、阿胶、芦荟各一钱，麝香、乳香、没药各三钱，研末调和膏内。用时将膏在热茶壶上烘至暖烊，贴患处，以手心揉百转，无不效验。百日内禁忌酒色气恼，劳心劳力，诸般发物。贴后能作寒热、肚痛下秽，其疾消愈矣。

硇砂膏

此膏专贴痈疽发背，对口疔疮，痰核痞块，破烂恶疮，一切无名肿毒。能化腐消坚，生肌收口，其效如神。

鲜桃枝　柳枝　桑枝　槐枝各五尺　大山栀八十个　头发一两二钱　象皮　炒甲片各六钱

麻油四斤，炸枯去滓，再熬至滴水成珠后，下飞黄丹一斤半，成膏，加入真硇砂三钱，血竭一钱，儿茶二钱，三味预研细，共搅极匀，出火气听用。

万应灵膏

治跌打损伤，闪腰挫气，筋骨疼痛，一切疟痞、内伤等症。俱照铜人图，按穴贴之，自有功效。

生地　川附　香附　乌药各二两　五加皮　桂枝　当归　防风　羌活　独活　秦艽　天虫　全蝎　灵仙　川乌　草乌　白芷　良姜　大黄　麻黄　赤芍　莪术　三棱　桃仁　红花　六轴子①　头发各一两　麻油八斤

浸数日，煎炼成膏，再加香料，官桂、丁香、木香、甘松、山奈、排草、辛夷、檀香、乳香、没药、白胡椒、苏合油。

上药等分，官桂加重，胡椒减半，生晒为末，搅匀摊贴。

---

① 六轴子：羊踯躅的别名。

白 玉 膏

专治腿足疮疡①，妇人裙臁腐烂日久。贴此即能生肌收功，并能软坚去瘀生新，无不神效。

鲜槐枝　柳枝　桃枝　桑枝各八尺　土贝　白芷各四两　巴豆　蓖麻子各八两　蛇蜕四条　蜂房二个　活大鲫鱼一尾　活大虾蟆二只

麻油十斤浸药，煎枯，铅粉收膏，再加龙骨粉二十两、白蜡八两、扫盆②四两，搅匀。

阳和解凝膏

此许真君方，治一切阴寒湿痰，凝结成疽，瘰疬冻疮。未成能消，已溃能敛，真有温煦气血之功，并治疟疾。贴背心。

生香油十斤，入鲜大力子根叶梗全用，三斤，活白凤仙梗四两同煎枯，去渣，次日入附子、肉桂、官桂、桂枝、当归、大黄、川乌、草乌、地龙、僵蚕、赤芍、白芷、白敛、白及各二两，川芎四两，防风、荆芥、木香、陈皮、香橼、川断、五灵脂各一两。

候煎枯，滤去渣，隔一夜，油冷后见过斤两。每油一斤，入炒透淘丹七两，以文武火慢熬至滴水成珠，不黏指为度。离火，入麝香一两，乳香、没药各去油，二两，苏合油四两。

预研细搅和，半月后即可摊贴。

---

① 疡：原作"恙"。
② 扫盆：轻粉的别名。

九 香 膏

此膏疏气和血，通腠开窍。治痈疽发背，乳中结核，一切无名肿毒贴之，未成易消，已成易溃，已溃易敛，其效如神。

麝香五分　冰片一钱　白及　白芷　乳香去油　没药去油，各一两　丁香五钱　辰砂三钱

研极细末，用清凉膏①一斤四两，滚化和匀，用时摊贴。

太乙清凉膏②

此膏清凉解毒，活血生肌，一切大小痈疽、疮疖，贴之无不神效。

元参　生地　当归　肉桂　白芷　赤芍　大黄各一两

麻油二斤，煎枯去渣，炒黄丹十二两，收。

千 捶 膏

此膏专贴疮疡疔毒初起，贴之即消。并治瘰疬坚硬，臁疮黑腐臭秽，小儿蟮拱头③等症。

沥青一两　杏仁十三粒半　蓖麻四十九粒

同捣千下，自然成膏。

一方：土木鳖五个，松香四两，铜绿一钱，蓖麻七钱，乳香、没药、杏仁各二钱，巴豆五粒。

---

① 清凉膏：即下文"太乙清凉膏"。

② 太乙清凉膏：为《是斋百一选方》卷二十"太一膏"之异名。

③ 蟮拱头：病名，又名蝼蛄疖，出《外科大成·蝼蛄疖》："蝼蛄疖，胎中受者小而悠远，生后受毒者大而易愈。"好发于小儿头部，以多个疖在深部融合贯通，未破如蟮拱头，破后如蝼蛄窜穴为特点的疖病。

麻　黄　膏

专治一切风寒湿毒，或传染而起脓窠癞疥，或湿热湿毒，坐板成疮。无论轻重，无不应验。

猪板油二斤熬去渣，入麻黄、百部、枫子肉、花椒各二两，升麻、紫草、枯矾各一两

同熬枯，去渣，滤清后加黄丹二两收，杏仁泥、硫黄研极细末，同收成膏。

头　风　膏

专治一切偏正头风疼痛，眼眶酸楚，贴之即止。

清凉膏十两，入九香膏料，加薄荷油少许便成，贴两太阳穴。

牙痛玉带膏

专治风火牙痛，及虫痛，牙根浮肿，立效如神。

僵蚕四十九条　细辛　藁本各三钱　川芎　防风　升麻　白芷　当归　月石　牙皂　青盐各五钱，煎汁用　珍珠三钱　龙骨　阳起石　宫粉各一两，研末　白蜡三两，烊　冰片二钱　麝香一钱

成膏。贴于患处，闭口勿语。

一方：生栀三钱，生黄柏、生黄芩、龙骨各五钱。

煎汁煮龙骨至干，为末用。铅粉五钱，麝香三分，共研细末，贮碗内加黄蜡一两，隔汤炖化，拌匀，以连四纸铺火炉盖上，将药刷上，剪成碎条子，临卧贴上，次早取下，有黑色可验。

生肌玉红膏

当归二两　白芷五钱　紫草二钱　甘草一两二钱　白蜡二两
轻粉　血竭各四钱　真麻油一斤

先以麻油熬膏，次下白蜡搅匀，再入血竭、轻粉收膏。

大士膏一名观音救苦膏

生大黄　甘遂　木鳖　蓖麻各二两　生地　川乌　草乌　三
棱　蓬术各一两　巴豆　羌活　牙皂　黄柏　麻黄　肉桂　枳实
大戟　白芷各八钱　香附　厚朴　芫花　杏仁　甲片　防风　天
花粉　五倍　独活　全蝎　槟榔　桃仁　细辛　元参各七钱　川
连　蛇蜕各五钱　当归一两五钱　蜈蚣十条

真麻油六斤，浸五日，文武火如法熬膏，随以蜜陀僧四两，
飞黄丹二斤四两糁入，收膏去火毒，瓷罐密贮，勿令泄气，随
时摊贴。

绂按：凡贴大士膏，须饮甘草汤。因方中有甘遂，激动其
药性也。

熊油虎骨膏奉天世一堂著名

强阳长力，壮骨填精，舒筋活络，胜湿祛风除痹，和阳化
瘀，定痛。功效不可殚述。

虎骨全副，捶碎　熊油十斤　当归　川芎　木瓜　牛膝　杜
仲　天麻　南星　藁本梢各八两　羌活　独活　防风　骨碎补
川断　胡芦巴　淫羊藿　草豆蔻　海风藤　钻地风　清风藤各
四两

用真麻油八十斤（香油亦可），浸七日夜，如法熬膏。以炒

黄丹二十斤收膏，俟将凝定，再下香料细药，肉桂、公丁香、乳香、没药、血竭、儿茶各八两，樟冰、原麝各二两。预研净末，徐徐搅匀，瓷坛密收，摊贴。

唾 沫 膏

一名仙传药纸，山东沂州青犊寺专门发售。

治木石金刃磕伤，皮破血出，及诸疮不敛，百虫所螫等患。

真象皮八两，切片　苏木屑　粒红花各四两

用新汲水五大碗，同入砂锅熬至象皮糜烂，沥去渣，再下黄明胶四两，上火融化。俟凝定，排笔蘸刷厚棉纸上，每料可刷五六十张，晾干。临用剪取，口津润湿贴之。

绂按：一方蕲艾四五斤，先煎浓汁，去渣，递入红花四两，乳香、没药各八两，象皮末四两，各煎一炷香，末入黄明胶二斤，煎至胶化汁黏为度。

蛇伤狗咬点眼药

一名追毒丹。吾郡泰和坊陈昌硕布庄施送已久

明雄精此药最要　马牙硝各一两　当门子麝香三钱　白龙脑一钱

上药精选上品，五月五日正午时，诚心修合，同研至无声，勿令妇女鸡犬孝服人秽恶触忤。晶瓶收藏，黄腊封口，勿稍走泄香味。临用以骨簪略润津唾，蘸点大眼角男左女右，即目内眦，闭目静坐片时，伤处自流毒水，痛止肿消。每日只点二次，不宜过多。忌食赤豆百日，并勿渡水。

泼 火 散

治汤泡火伤。

生大黄三钱　川连一钱　白蔹三钱　地榆炭三钱

同研，香油调敷。

友人述：凡汤火药，用陈年干菜泡汤调敷最佳。

绂按：凡治汤火伤所用之香油，预采秋葵花，不拘多少，泡浸更佳。

胶　酒

龟鹿二仙胶

治真阴虚损，精气枯竭，瘦弱少气，目视不明，梦遗泄精，腰腿无力。此能大补精髓，益气和血。

龟板　鹿角　党参　枸杞

煎胶，好酒化服。

杜煎鹿角胶

时珍曰，鹿乃仙兽，纯阳多寿，又食良草，能通督脉，故能益肾生精，强筋骨，壮腰膝。凡四肢酸痛，头晕眼花，崩带遗精，一切元阳虚损劳伤等症，神效。

鹿角五十两　黄精　熟地各八两　杞子　樱子　天冬各四两
麦冬　牛膝　楮实　菟丝子　桂圆肉各二两

煎胶。

黑驴皮阿胶

阿泉乃济水伏流，其性趋下。黑驴得元武之色，专补北方，故能清金滋水，养心补肝，益气和血，安胎固漏。疗肠风下痢，托痈疽肿毒。

全黑驴皮　陈皮　甘草

阿井水加陈酒煎。

两 仪 膏

治精气大损，诸药不应，或以克伐太过，耗伤真阴等症。

党参　熟地

熬膏。

琼 玉 膏

善能养阴济水，安和血脉，调达三焦，充和五脏。如肺有伏火，干咳无痰，津涸液枯及损血者，非此不能效。此膏润燥清金，灌溉百骸，久服其益无穷。

人参六两，无力者以西洋参、北沙参各五两代之　生地四斤，新汲水浸绞汁，鲜生地自然汁尤佳　茯苓十二两　白蜜二斤，先熬去浮沫

上用砂锅先将地黄汁、白蜜熬沸，绢滤净再下参、苓细末，和匀，装入小口瓷瓶，棉纸箬叶十数层封口，坐于锅内，用长流水重汤桑柴火煮三昼夜，锅中水以没瓶口为度。取出，换纸扎口蜡封，悬于井中一昼夜，取起，再入重汤炖半日，然后可服。

臞仙琼玉膏

治肺中有火，火盛则津液枯耗，遂成干咳，有声无痰，痰中带血。此能降肺清心，生津止咳，疏气化痰。

照琼玉膏，加沉香、琥珀各十钱五分，如法熬膏，每用三四钱，开水冲服。

痫症橄榄膏

治木火生痰，痰迷心窍，霎时神昏，痫厥，口流涎沫。服

此消痰平肝，清咽利膈。

　　橄榄十斤，敲碎　　明矾八钱，收膏

　　如法熬膏，每服三钱，开水冲服。

补肾桑椹膏

　　大补腰肾，填精益气，和五脏，利关节，生津止渴，养血荣筋，聪耳明目，乌须黑发。

　　黑桑椹　　黑大豆

　　同熬成膏，每日空心，开水冲服三四钱。

玫 瑰 膏

　　治肝郁吐血，月汛不调。

　　玫瑰花蕊三百朵，初开者，去心蒂

　　新汲水砂铫内煎取浓汁，滤去渣，再煎白冰糖一斤收膏，早晚开水冲服。瓷瓶密收，切勿泄气如专调经，可用红糖收膏。

药 荸 荠

　　治赤白痢疾。

　　桑椹三两，干者　雄黄一两五钱　赤糖　白糖　砂仁各三两

　　共研细，用大荸荠三斤，滴花烧酒三斤，浸透，砂锅内煮熟。每服一枚。

八 仙 酒

　　治左瘫右痪，筋软麻痹等症。

　　川乌　草乌　薄荷　炮姜　当归　淡竹叶　陈皮　甘草各一两　烧酒十斤　醋十二两　黄糖二十两　河水　井水各二十两

上药泡浸，密封十日。量饮。

周公百岁酒①

调和气血，舒畅经脉，平补三阴，功效不可殚述。

党参　於术　麦冬　萸肉　甘枸杞　陈皮　川芎　防风
龟板胶各一两　黄芪蜜炙，二两　生地　熟地　当归各一两二钱　茯
神三两　北五味　羌活各八钱　桂心六钱　大红枣　冰糖各二斤

用滴花烧酒二十斤泡入大坛，密封口，重汤煮三炷香，取
起安置静室七日，以出火气。每日早晚随量斟饮。

绫按：此方别处抄传有枣仁，而无萸肉，或因萸肉一名枣
皮，故传讹也。

史国公药酒

治一切中风，语言蹇涩，手足拘挛，半身不遂，诸风痹痛，
及鹤膝风疾等症。

白术　当归　草薢　川牛膝　羌活　防风　油松节　秦艽
鳖甲　虎胫骨　晚蚕沙各二两　杜仲三两　枸杞五两　苍耳子四两
干茄根八两

㕮咀，盛精布袋投大坛中，泡以好陈酒三十五斤，封口浸
二七日，连坛入锅，重汤煮三个时辰，取起，埋净地三日，以
出火气。每日晨午各温服三五杯。

五加皮酒

顺气化痰，祛风胜湿，逐肌肤之瘀血，筋骨之拘挛。上应

---

① 周公百岁酒：此方《续名医类案》亦有收录，其有茯苓一两，无
冰糖。

五车之精，通利三焦之品。

五加皮四两　熟地二两　当归一两五钱　制首乌　杜仲　川断
川芎　红花　油松节　威灵仙各一两　海风藤　秦艽各六钱　羌
活　独活　虎胫骨各五钱　官桂　炙甘草各二钱　红枣三斤四两
乾酒三十斤

泡透，温服。

阿芙蓉酒欧罗巴医者传

用以摩揚跌扑内损，风湿走注，支节酸疼，闪腰挫气，诸
般形体之症。

滴花烧酒一盏，调入潮脑七钱，阿片烟膏三钱，和匀，重
汤顿热，以棉纱线醮透，乘热摩揚患处，手到病除。

跋

　　先大夫曩允眉寿堂之请，为序其《丸散集》，既而曰：兹集胪列引单，方缺不载，盖市贾居奇之故智也。无怪今之时医滥用通套丸散，而不尽详其方药之主名，习谬承讹①，伊于何底？绶时随诊饲鹤亭中，侍笔多暇，因遂命以抄茸之役，于是探奇录秘，不惮其烦，别类分门，仍依其旧。一编甫掇，而先大夫遽弃人间。适伯兄奉讳言，旋相与析疑，多所覆按，惟原集订于市僧之手，诸方采自市肆所行，掺杂挂漏，且多别字，不免为大方所讪笑。然举世之所诩为良方秘药，一一发见于简端，明于取求，岂非医林中一大快事！则是编也，于医病两家，不无裨益。《千金》云：一时济人以药，百世济人以方。他日付诸手民②，俾公同好，以期付父兄教世之盛心，此则区区抄写之志也夫。

光绪癸巳长至节归安凌绶曾爽泉氏谨识

---

　　①　习谬承讹：即袭谬承讹。指沿袭以往辗转相传的错误，依从前人或他人不正确的说法。

　　②　手民：原意为排字的工人，引申为印刷出版。

总 书 目

I

本　　草

VI